儿科名家
话健康

上海市医学会
上海市医学会儿科专科分会 组编

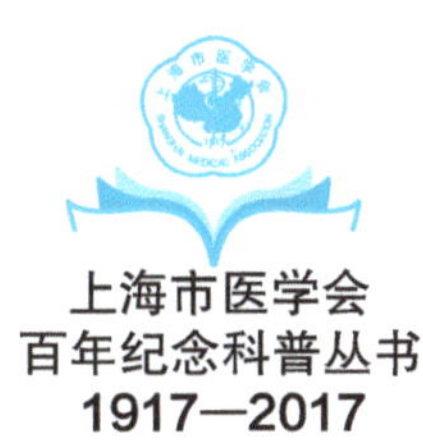

上海市医学会
百年纪念科普丛书
1917—2017

上海科学技术出版社

图书在版编目(CIP)数据

儿科名家话健康 / 上海市医学会,上海市医学会
儿科专科分会组编. —上海:上海科学技术出版社,
2017.12

(上海市医学会百年纪念科普丛书)

ISBN 978 - 7 - 5478 - 3826 - 6

Ⅰ.①儿…　Ⅱ.①上…②上…　Ⅲ.①儿童—保健—
基本知识　Ⅳ.①R179

中国版本图书馆 CIP 数据核字(2017)第 282891 号

儿科名家话健康

上海市医学会
上海市医学会儿科专科分会　　组编

上海世纪出版(集团)有限公司
上海 科 学 技 术 出 版 社　出版、发行
(上海钦州南路 71 号　邮政编码 200235　www.sstp.cn)

字数:170 千　　　　　印张 13.5
2017 年 12 月第 1 版　2017 年 12 月第 1 次印刷
ISBN 978 - 7 - 5478 - 3826 - 6/R · 1513
定价:30.00 元

内容提要

孩子是一个家庭的希望，是家庭重点呵护的对象。如何科学育儿，给宝贝们健康的身体和生活环境，呵护他们茁壮成长，是家长们关心的焦点。本书面向广大家长朋友，介绍儿科的相关医学常识，帮助广大家长更好地关注孩子的健康，并做到相关疾病早预防、早发现、早治疗，提高生活质量。

第一部分"读经典"精选了沪上儿科权威专家历年来的科普佳作，切中儿童成长中的健康要点，通俗地阐释专业医学知识。第二部分"问名医"是科普知识问答，对家长们关心的儿科常见疾病的基本知识、自我保健等问题进行全面细致的解答。

本书具有很强的科普性及高度的权威性，不仅有基本常识介绍、日常生活保健指导，还有相关专家简介。希望本书可以为家长提供靠谱的医学信息，成为值得信赖的健康育儿读本。

总　序

　　上海市医学会成立于 1917 年 4 月 2 日，迄今已有 100 年的悠久历史。成立之初以"中华医学会上海支会"命名，1932 年改称"中华医学会上海分会"，1991年正式更名为"上海市医学会"并沿用至今。

　　百年风雨，世纪沧桑，从成立之初仅 13 人的医学社团组织，发展至今已拥有288 家单位会员、22 000 余名个人会员，设有 92 个专科分会和 4 个工作委员会，成为社会信誉高、发展能力强、服务水平好、内部管理规范的现代科技社团，荣获上海市社团局"5A 级社会组织"、上海市科协"五星级学会"。

　　穿越百年历史长河，上海市医学会始终凝聚着全市广大医学科技工作者，充分发挥人才荟萃、智力密集、信息畅通、科技创新的优势，在每一个特定的历史时期，在每一次突发的公共卫生事件应急救援中，均很好地体现了学会的引领带动作用。近年来，在"凝聚、开放、服务、创新"精神的指引下，学会不忘初心，与时俱进，取得了骄人的成绩。

　　2016 年，习近平总书记在"全国卫生与健康大会"上发表重要讲话，指出"没有全民健康就没有全面小康"，强调把人民健康放在优先发展的战略地位。中共中央、国务院印发的《"健康中国 2030"规划纲要》明确了"共建共享、全民健康"是建设健康中国的战略主题，要求"普及健康生活、加强健康教育、提高全民健康素养"，要推进全民健康生活方式行动，要建立健全健康促进与教育体系，提高健康教育服务能力，普及健康科学知识等。上海市医学会秉承健康科普教育的优良传统，认真践行社会责任，组织动员广大医学专家积极投身医学科普创作与宣传教育。

　　近年来，学会重点推出了"健康方向盘"系列科普活动、"架起彩虹桥"系列医教帮扶活动和"上海市青年医学科普能力大赛"三项科普品牌。通过科普讲座、咨询义诊、广播影视媒体宣传以及推送科普文章或出版科普读物等多形式、多渠道,把最前沿的医学知识转化成普通百姓健康需求的科普知识,社会反响良好。配合学会百年华诞纪念活动,其间重点推出了百场科普巡讲活动和百位名医科普咨询活动。上海市医学会以其卓有成效的科普宣教工作受到社会各界好评,荣获上海市科委颁发的"上海科普教育创新奖-科普贡献奖(组织)二等奖"、中华医学会"优秀医学科普单位"和"全国青年医学科普能力大赛优秀组织奖",成为上海市科协"推进公民科学素质"百家示范单位之一。

为纪念上海市医学会成立100周年,同时将《"健康中国2030"规划纲要》精神进一步落到实处,我们集中上海医学界的学术领袖和科普精英编著出版这套科普丛书,为大众提供系统的医学科普知识以及权威的疾病防治指南,为"共建共享、全民健康"的健康中国建设添砖加瓦。在这套丛书里,读者既可以"读经典"——呈现《再造"中国手"》等丰碑之作,重温医学大家叱咤医坛的光辉岁月,也可以"问名医"——每本书约有100名当代名医答疑解惑,解决现实中的医疗健康困扰。既可以通过《全科医生,你家的朋友》佳作,找到你的家庭医生,切实地感受国家医疗体制改革的努力给大众带来的健康保障;也可以领略《从"削足适履"到"量身定制"——医学3D打印技术》《手术治疗糖尿病的疗效如何》等医学前沿信息,感受现代医学科技进步带来的福音。

经典丰满的内容,来源于团结奋进、齐心协力的编写团队。这套丛书涉及上海市医学会所属的50余个专科分会,编委达2 000余名,参与编写者近5 000人,堪称上海市医学会史上规模最大的一次集体科普创作。我相信,每一位参与科普丛书的编写者都将为在这场百年盛典中留下手迹,并将这些健康科普知识传播给社会大众而引以为荣。

在此,我谨代表上海市医学会,向所有积极参与学会科普丛书编著的专科分会编委会及学会工作人员,向关注并携手致力于医学科普事业发展的上海科学技术出版社表示衷心的感谢!

源梦百年、聚力同行,传承不朽、再铸辉煌。愿上海市医学会薪火不熄,祝万千家庭健康幸福!

上海市医学会 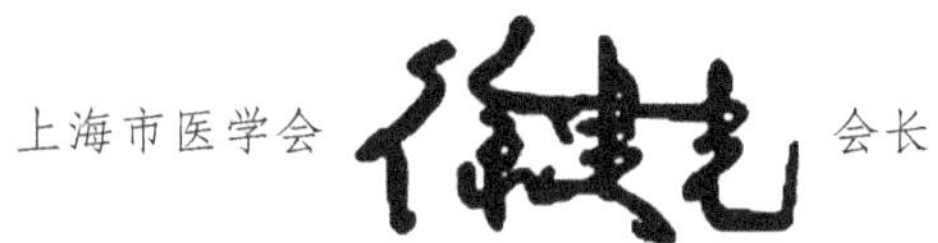 会长

2017 年 5 月

前 言

值此上海市医学会成立 100 周年之际，上海市医学会儿科专科分会也已经走过了 75 个春秋。漫漫的人类历史，百年足以承载起一个章回；悠悠百年，75 个春秋也足以轮廓了沧桑。现任上海市医学会儿科专科分会的委员们，有幸站在先贤们为中国儿科事业奠基、谋篇、发展的历史道路上回眸，不禁对继往者肃然起敬。站在通往未来的道路上，承担着中国儿科事业的传承和发扬，备感续写者任重而道远。

中国儿科先贤们一定也梦想过：少年强则中国强。告慰的是，先贤们的梦想正随中国梦的实现而成为现实。为配合上海市医学会百年庆典，上海市医学会儿科专科分会将组织一系列活动，其中特别编写了《儿科名家话健康》科普书。该书分三大版块："读经典"，收集了历年来儿科大家的科普佳作 20 篇；"问名医"，精心编写了近 200 个儿童常见疾病的诊断、治疗和预防相关问题的解答；"微辞典"，整理了儿科常用药物的使用方法和家庭用药注意事项。

《儿科名家话健康》由上海市医学会儿科专科分会 14 个专业学组的全体委员参与编写。我相信，本书的作者一定会为与中国儿科先贤苏祖斐教授、刘湘云教授等一同具名而荣幸之至。我也非常愿意向广大儿童及家长推荐这本书，这既是一本向上海市医学会百年致敬的书，也是一本给大众看的内容新颖、深入浅出、通俗易懂、贴近现实生活的科普书。

对历史的纪念是给未来定坐标。中国儿科先贤和今天的儿科同道初心不忘，防病于未然。

由于时间仓促，编写过程中若有不足之处，敬请指正。

国家儿童医学中心/复旦大学附属儿科医院院长、主任医师、教授

上海市医学会儿科专科分会主任委员

黄国英

2017 年 9 月

目　录

CHAPTER THREE
微辞典

3

CHAPTER ONE

1

读经典

一、家庭，宝宝安全第一关

防止儿童意外伤害事件的发生，家长要有足够的安全知识，防患于未然。

窒息

（1）睡眠。大多发生在新生儿及 3 个月以下婴儿与成人同睡时，婴儿被棉被、家长身体(包括母亲的乳头)堵住口鼻而导致窒息。

对策：孩子出生以后就单独睡小床；母亲不能在睡眠状态中喂奶；当孩子出现呕吐，家长在其睡眠时要细心监护，以免呕吐物堵住呼吸道而引发悲剧。

（2）细小食品或玩具零件。幼儿易在进食时不小心将细小食物(如花生米、豆粒、果冻等)吸入气管而窒息；一些又圆又光滑的水果也有安全隐患，如桂圆、葡萄等；玩具的细小配件很容易被孩子送到口鼻处，造成窒息或伤害。

对策：幼儿在进食时如有哭喊、说笑、奔跑等动作时，家长应及时制止并说明其危险性；对圆滑的食品应加以切分；购买玩具时应该仔细阅读安全标识。

（3）塑料袋和细长绳索。很多家庭常用物品也可能成为儿童意外伤害的杀手，如：塑料袋一旦被幼儿拿来套在头上玩，就有可能导致缺氧窒息；细长的绳子一旦绕住小儿的脖子或者肢体，也可能会造成很严重的后果。

对策：家长要随手收起塑料袋、细长绳索等日常用品，一旦发现孩子拿来玩耍，就要立即制止，并在事后说明其危险性。用绳子穿一些小东西挂在孩子的脖子上也是有隐患的，孩子单独玩耍时，绳子一旦被钩住，就有可能发生意外。

溺水

溺水多发生于农村家庭，孩子们喜欢到水边玩耍，因此家长要密切监护。城市家庭也不要忽视卫生间里的危险，尽量不要让孩子单独留在卫生间，尤其当浴缸装满水的时候。

对策：5 岁以下儿童如果去有水的地方玩耍，一定要有家长监护。

中毒

（1）误服。家庭中毒事件多因家长随意放置药物、农药和家用化学品等引起。这些随意放置的药品、化学品等很容易被小儿误认为是糖果、果汁而误食、误服中毒。

对策：家中的药物、家用化学品(灭虫药、清洁剂等)都应盛放在原装瓶盒中，千万不能放置于饮料瓶内，以免孩子误服，并应置于幼儿够不到的高处。

(2) 有毒物质中毒。装修的建筑材料、家具、家电等释放出的有毒物质(汞、苯、硫、铅、一氧化碳等)；家中种植的有毒花卉、树木等。

对策：采用环保材料装潢，多通风，避免有毒植物进门。

(3) 食物中毒。如出芽土豆、被细菌或者化学品污染的食品，都有可能使儿童发生急性或慢性中毒。

对策：严格把好"入口"关，给孩子吃的食品一定要新鲜卫生。

坠落

坠落与家居环境缺乏保护措施有关，如门窗无护栏、窗口放桌椅等。

对策：不能让婴幼儿单独留在桌面、床上，家中窗、门、床、楼梯都要装上护栏，窗前不放可以攀登的桌椅，地板要采取防滑措施等。

烧烫、触电

儿童烧(烫)伤和触电也较常发生。家长缺乏安全意识是主要原因。

对策：电插头、电开关、热水器，以及盛放热水、热粥、热汤的容器等，都应远离儿童。家长要加强对孩子的安全教育，培养其自我保护意识。

（刘湘云）

○ 摘编自《幼儿教育·父母孩子》2006 年第 3 期

—— 专家简介 ——

刘湘云

刘湘云(1920—2016)，教授、儿科医学大家，复旦大学附属儿科医院原院长。

曾任中华医学会儿科学分会副主任委员，上海市医学会儿科专科分会主任委员，上海市营养学会副理事长，上海市科学育儿基地专家委员会主任等职。

致力于儿童保健工作，广泛参与和组织有关科学育儿的健康教育宣传工作，将现代育儿的新理念、新知识、新方法传授给广大家长。

二、潜伏在家中的危机

卫生间

对孩子而言，卫生间暗藏危险，在不用卫生间时，家长应该把门锁上，不让孩子单独进入。①抽水马桶。幼儿可能会把抽水马桶作为游戏对象，有时会爬入，甚至跌入抽水马桶中，引起溺水窒息。②浴缸。浴缸内最好不要存水，即使水深只有 20 厘米，幼儿一旦滑入，也有可能溺水。另外，当突然有人敲门或者电话响了，家长不要匆忙去开门或接电话而留孩子一个人在浴缸内，最佳做法是抱起孩子去做上述事情，以免引发溺水事故。洗澡时，家长最好在浴缸底部放上防滑垫，以免孩子滑倒。③洗涤用品、化妆品、剃须刀、剪刀等。这些用品均应收藏到孩子够不到的地方。

卧室

卧室里的安全隐患，也要注意避免：大衣橱柜的门要加锁，以免孩子进入橱内造成窒息；不要购买能把抽屉完全抽出的家具；睡眠时应将小床栏杆拉起；婴儿床垫与四周床架之间的距离在 3 厘米内，床栏杆的间隙不超过 5 厘米；床上不要放小毛巾、塑料袋等容易引起窒息的物品。

厨房

幼儿最喜欢跟着妈妈，妈妈进入厨房，他/她也会紧跟其后。其实厨房里也存在诸多安全隐患，孩子不要随便进入厨房。①各种厨房用品，如刀、剪子或其他尖锐用品，应放在孩子拿不到的地方。②厨房内的操作台要高一些，操作台上不放危险物品。不要让孩子触及煤气灶的开关。操作台的边缘不应放热菜、热汤，以免引起烫伤。③垃圾桶应放在隐蔽的角落，因为垃圾桶内可能有易拉罐、玻璃碎片等易引起割伤的危险品。④各种洗涤剂、杀虫剂、灭鼠药等，应锁在柜子里。⑤厨房内应放一个小型灭火器，以防万一。

最彻底的措施是平时将厨房加锁，不让孩子单独进入。

客厅

在客厅里，家长需要防范以下几个方面：①电源插座。墙上电源插座应离地面 140 厘米，如果电源插座的安装位置较低，应用家具遮挡或者使用加盖的安全插座。②风扇。最好不要使用台式风扇，以免手指被轧伤。若有这样的电扇，可以把它放在高处，不让孩子触摸到。如果使用吊扇，吊扇开时，家长不要将孩子高举，也不要让孩子拿着长竹竿在室内乱舞。③桌角。室内家具有角的地方均应用海绵或橡皮包住，以免撞伤。④窗户。每扇窗户都应有防护装置，窗边不要放任何家具，以免孩子借助家具爬上窗户，跌落楼下。⑤落地灯。最好不要使用落地灯，以免翻倒砸伤孩子。⑥书架或书橱。如果客厅内有书架或书橱，要用螺丝钉将其固定在墙上，以免幼儿用力拉时，将书架或书橱拉倒而被砸伤。⑦玻璃及瓷器。应放在孩子触摸不到的地方。⑧学步车。在客厅内使用学步车时，孩子有时会借助学步车东闯西撞，极易发生危险，家长需注意监护。

餐厅

餐厅的安全事项，需要特别注意：①餐桌上不要铺台布，以免孩子拉扯台布时把餐桌上的热菜、热汤打翻而引起烫伤。热菜、热汤应远离孩子座位。②餐厅的地板应保持干燥，以免滑倒。③婴儿餐椅要稳固，孩子坐上后，应绑上安全带。

装潢材料

为了安全起见，新房装修完毕后，要开窗通风数月，让有毒物质挥发后再入住。最好请环卫部门的专业人员来进行检测，评估室内是否还存在有害物质，是否达到入住标准。

（许积德）

○ 摘编自《健康娃娃》2010 年第 4 期

—— 专家简介 ——

许积德

许积德，主任医师、教授，曾任上海交通大学医学院附属新华医院儿童保健科主任、中华预防医学会儿童保健分会副主任委员、上海市预防医学会妇幼保健分会主任委员。致力于儿童保健工作，为多种医学科普杂志撰写文章。

三、耐寒锻炼受益一生

呼吸道感染好发于冬春,婴幼儿尤其如此。有没有锦囊妙方能使孩子们平安地度过冬春季,不患或少患感冒、支气管炎或肺炎呢?

我们认为,最关键的是增强婴幼儿体质,特别是对外界气候变化的调节能力。婴幼儿比成人容易着凉生病的主要原因在于他们的调节能力比成人差,但这种能力可以在日常生活中通过锻炼加以提高。

冷空气从鼻腔被吸入气管、支气管和肺叶,或和皮肤表面接触后,可引起这些部位黏膜、皮肤的小血管收缩,并刺激全身神经、内分泌、免疫等系统做出相应的调节反应。人体多次反复接触冷空气后,这种调节反应的灵敏度可得到提高,反应速度可加快,起到保护机体免受寒冷损伤、预防疾病的作用。

下面介绍两种锻炼方法:①多带婴幼儿在户外人少的绿化地带活动。婴儿开始时每次 10～15 分钟,冬季早晨 9 时、下午 3 时各 1 次,以后逐渐延长时间,每次 30 分钟至 1 小时;幼儿可达 2～3 小时。②居室内每日开窗通风。一般要求每天开大门窗通风 2～3 次,每次 15～40 分钟。这样可使室外新鲜的空气进入室内,同时把室内混浊的空气排出去。

给孩子穿衣盖被切忌过多过厚。衣服穿得过多、包扎过紧,一方面妨碍了四肢活动,使小儿失去锻炼的机会,从而削弱抗寒能力;另一方面,活动减少,体内产热也减少,小儿反而容易着凉,从而发生呼吸道感染。

要逐渐培养孩子用冷水洗脸、洗手、洗脚和喝冷开水的习惯,即使在冬天也要坚持。冷水对皮肤的刺激作用比冷空气强烈,因此,开始锻炼时要有一个适应过程,先用温水,慢慢地降低水温,让小儿习惯以后,最后改用冷水。喝冷开水可使胃肠道黏膜经受寒冷的考验和锻炼,也可促进机体调节功能。这两种锻炼方法最好从夏天做起,坚持到冬天。

（刘湘云）

○ 摘编自《大众医学》1991 年第 12 期

四、小儿用药需谨慎

宝宝体弱，生病的机会较多，家长们需要掌握一定的药理常识，做到心中有数，使宝宝远离会损害健康的药物，更好地对宝宝健康负责。

抗生素

（1）氨基糖苷类抗生素。这类抗生素包括庆大霉素、卡那霉素、丁胺卡那霉素、巴龙霉素、妥布霉素等。上述药物抗菌谱广、耐药性小，有一定的抗菌疗效。

但这类药物有轻重程度不等的肾脏毒性及耳毒性，尤其是耳毒性。耳毒性的表现为耳鸣、听力减退、眩晕等，但婴幼儿不能诉说上述不适，客观听力检查又有困难。经过一段治疗之后，宝宝原先的疾病虽然已治愈，但听力却较以前下降或者长大后发现耳聋，追溯历史，家长才回想起宝宝幼时曾用过氨基糖苷类抗生素，后悔已晚。需特别指出，耳毒性反应的出现，与治疗剂量的大小、治疗时间有关，剂量越大，时间越久，更容易出现中毒症状，但也有个体差异。

目前，中华医学会儿科学分会呼吸学组已明确指出，6 岁以下儿童禁用氨基糖苷类抗生素，6 岁以上儿童应慎用。

（2）氯霉素。新生儿肝脏中缺乏一种破坏、分解氯霉素的葡萄糖醛酸转移酶，因此，此药容易导致宝宝出现"灰婴综合征"。用氯霉素治疗感染性疾病后，还容易发生再生障碍性贫血。因此，临床上已不再应用该药。

外用的氯霉素眼药水仍在小范围内应用，但对氯霉素过敏的孩子滴了这种眼药水也可能发生再生障碍性贫血，应引起重视。

（3）喹诺酮类药物。这是一类合成的抗生素，如诺氟沙星、氧氟沙星、环丙沙星等，主要作用于革兰阴性菌，可获得较满意的临床效果。但这类药物影响软骨发育，因此孕妇及未成年者应禁用，以免影响胎儿及小儿骨骼的发育。

（4）四环素。经常服用四环素可使药物沉淀于骨骼及牙齿，影响骨骼发育，使牙齿变黄，并易使牙齿的釉质遭到破坏而导致龋齿。目前儿科临床已不用此药。

维生素

目前市场上含有维生素 A、维生素 D 的制剂品种较多，有的属于药品，有的属于保健品，有的钙剂中也添加了维生素 D。家长如果不仔细查看每种药品或保健品中维生素 A、维生素 D 的含量，宝宝就可能会过量服用。一次大量摄入维生素 A、维生素 D，会出现急性中毒，每天超量摄入，日久会出现慢性中毒。

（1）维生素 A 过量。每日推荐维生素 A 摄入量：婴幼儿为 1 300 单位。一次摄入维生素 A 超过 30 万单位，会出现急性中毒：在服用后 1～2 天内会出现嗜睡、过度兴奋、头痛、呕吐等症状，此后出现皮肤红肿、脱皮，以手掌、足底明显；婴儿前囟门未闭者，会出现囟门隆起。每天摄入维生素 A 5 万～10 万单位，连续 6 个月以上，会出现慢性中毒，表现为胃口差、体重下降、皮肤干燥、脱屑、皲裂、毛发干枯、脱发等，停服药物后症状消失。

（2）维生素 D 过量。每日推荐维生素 D 摄入量为 400 单位。如果每日服维生素 D 2 万～5 万单位，连续数周或数月，可发生中毒，表现为厌食、恶心、倦怠、烦躁不安、呕吐、便秘、体重下降。重度中毒可出现惊厥、心律不齐、口渴、尿频、夜尿、脱水、酸中毒、蛋白尿等。当怀疑孩子维生素 D 过量时，需立即停服，并立即前往医院就诊。

退热药

（1）阿司匹林。谈到退热药，很多人就会想到百年老药——阿司匹林。但经临床观察，小儿用阿司匹林退热时，会发生"瑞氏综合征"，表现为头痛、呕吐、昏迷、低血糖、肝功能损害、脑水肿、抽搐等，若不及时抢救可危及生命。因此，目前小儿退热已禁用阿司匹林（成人服用无此现象）。

（2）尼美舒利。另一种退热药物尼美舒利，具有抗炎、镇痛、解热作用。但儿童使用该药时，易对中枢神经系统和肝脏造成损伤。尼美舒利在中国上市的这段时间里，已出现数千例不良反应事件，甚至数起死亡病例。在美国，该药在儿童中的使用未获得批准。2007 年欧盟药品审评局通知，12 岁以下儿童全面禁用尼美舒利。

儿童退热药，世界卫生组织推荐应用对乙酰氨基酚（即扑热息痛，商品名如泰诺林、百服宁等）及布洛芬（商品名如美林、托恩等）。

（许积德）

○ 摘编自《健康娃娃》2010 年第 4 期

五、宝宝生病有先兆

孩子生病，总有一些先兆可以察觉，仔细观察这些先兆，可早期发现疾病，做到早诊断、早治疗、早康复。作为家长，平时应注意细心观察。

（1）精神改变。平时挺乖的孩子，忽然多哭，容易发脾气，不好哄，要家长抱而不愿自己活动、玩耍，或者平时胆大，最近却变得畏首畏尾，家长不要盲目责怪。俗语说："孩子不会装病。"家长所持的正确态度应该是同情、关心，并仔细观察其他方面的变化。

（2）食欲改变。孩子原先食欲很好而最近食欲减退时，首先要考虑前阶段是否进食过多引起消化不良。家长要注意观察舌苔（正常为薄白苔），如果舌苔白而厚腻，则说明胃肠道功能差。除此之外，还需注意是否有便秘发生，大便不通畅也会使食欲减退。另外，发热时食欲也会减退。建议可以先从调整饮食着手，如吃些容易消化的食物，忌油炸食品，并密切观察其变化。

（3）大小便改变。家长要注意观察孩子每天、每次排出的大便。大便稀、水样、糊状、奇臭，说明肠道可能有炎症。若有鲜血粘在成形大便的外围，可能有直肠息肉。大便粗硬、解完大便有鲜血滴出，可能是肛裂。大便里急后重、脓血便，多数为细菌性痢疾。孩子哭吵伴频繁呕吐、大便为果酱状，可能为肠套叠，应立即就诊。3 天以上大便未解为便秘，需要用开塞露通便，然后再进一步处理。

关于小便，要观察尿色，正常为清、淡黄色，尿少时为深黄色。排出尿液有泡沫，可能尿中蛋白质量增多。血尿有 2 种情况：一种尿液如"洗肉水"，说明尿中有未破坏的红细胞；另一种呈啤酒色，是红细胞被破坏后的结果。排尿当时尿色透明、清澈，但搁置 1～2 小时后有沉淀物，是尿中的钙盐在碱性环境下沉淀析出，在冬季多见。尿频（尤其白天），量少无痛，尿液检查正常时，多属于精神紧张。如果尿频伴尿痛，尿液检查有较多血细胞，则多为尿路感染。

（4）睡眠。睡眠易醒、不安，可能是被子盖得太多或太少，因过热、过冷或发热引起；也可能由焦虑、恐惧（怕黑、怕动物等）引起；还可能由维生素 D 缺乏性佝偻病或维生素 B_1 缺乏引起。睡眠时突然高声大叫，可能是做噩梦，白天或睡前不要过度兴奋。白天嗜睡，可能与疲乏有关，也可能与神经系统疾病有关。

（5）发热。发热多数是有细菌或病毒感染，但往往伴有"系统"的症状，如：

呼吸系统,常伴有咳嗽;胃肠道系统,常伴呕吐、腹泻;泌尿系统,常伴尿频、尿痛;神经系统,常伴头痛、呕吐、嗜睡或抽搐等症状。某些传染性疾病常伴出疹。此外,发热也可由脱水引起,如新生儿盖得太多、包得很紧、出汗多、吃奶少而引起新生儿脱水热,当解松衣被、喂水后,体温会自然下降。

(6)皮肤。观察皮肤是否有皮疹、出血、水肿。皮疹由过敏(如食物、药物或花粉等)引起的,多数不发热;如果发热时出皮疹,很可能是病毒感染引起。皮肤水肿首见于眼睑部,也可表现为按压双下肢内侧胫骨处有凹陷。若皮肤水肿伴尿少,可能为急、慢性肾炎;蛋白质摄入明显不足或心功能衰竭时亦可出现水肿。皮肤出血呈点状或大片状,排除外伤后,首先要考虑凝血机制是否有问题。

(7)口腔。口角周围皮肤糜烂(口角炎),多数缺乏 B 族维生素。流口水时,要考虑是否正在出牙。伸舌时发现舌表面有一块块剥苔(地图舌),可能缺乏锌或 B 族维生素。口腔有气味,说明口腔有炎症或胃肠道功能有问题。

(8)咳嗽、气急。如果伴有发热,可能是上呼吸道或肺部有炎症;出现气急时,一定要去医院诊治。咳嗽声如破竹,说明喉部可能有炎症。如果气急明显并逐渐加重,提示可能有喉梗阻,应立即带孩子就医,必要时医生可能会给孩子做气管切开术。咳嗽是呼吸道炎症的最初症状,也是呼吸道疾病痊愈前的症状。

(9)体重变化。体重是反映小儿营养状况最直观的指标。定期(如每 3 个月)为宝宝测体重,观察体重增长的速度。若体重增长迅速,要预防肥胖的发生;增长缓慢或下跌,要注意是否有营养不良。

(10)腹痛、呕吐、腹泻。这三种症状是消化系统疾病的常见症状。明显呕吐而不泻,可能为急性胃炎。先呕吐后腹泻,在秋季呈流行趋势的,可能为秋季腹泻,由轮状病毒引起。腹痛、频繁呕吐而不泻,要考虑肠套叠的可能;如果大便呈果酱状,多数为肠套叠。有里急后重(一阵阵腹痛,想要解大便),但大便量很少,呈黏冻血状,多数为细菌性痢疾。

(11)眼泪汪汪、眼部有分泌物。眼泪汪汪可由倒睫或者鼻泪管阻塞引起。眼部有分泌物,可能有不同程度的结膜炎症。

(12)耳痛、耳流脓、耳痒。上呼吸道感染时,常常并发中耳炎,一旦耳道流出脓液即可明确诊断。如果在脓液未流出之前,触及耳屏或者轻轻牵拉耳朵时孩子就哭泣,要考虑是否有急性中耳炎的存在。耳廓内侧皮肤常有湿疹会引起奇痒,要注意防止孩子抓破皮肤。

(许积德)

○ 摘编自《健康娃娃》2010 年第 4 期

六、鱼的营养与幼儿健康

自古以来，鱼即为人类重要食品之一，它是人体动物蛋白质的较好来源。

鱼类的可食部分主要为鱼肉。鱼肉含有较多的钙和磷，用于喂养婴幼儿更有助于其骨骼和大脑的发育。鱼类的蛋白质含量为 15％～20％。在蛋白质组成方面，鱼肉组织中有球蛋白和白蛋白，还有一些含磷的核蛋白。鱼肉蛋白质属于优良蛋白质，与牛、猪肉一样，其必需氨基酸含量及相互间的比例都和人体需要比例很相近，尤其与儿童需要量的比例更为接近。因此，鱼肉是适合于儿童营养补充的蛋白质食物。

鱼类脂肪含量跟鱼的品种、季节、产卵与否等有关。一般食用鱼肉中脂肪含量为 1％～10％。鱼肉中无机盐含量为 1％～2％，海鱼钠、氯、氟的含量高于淡水鱼。海鱼还富含碘。鱼肉中钙含量一般比畜肉类高，含铁量也不少。磷酸总含量为 0.3％～0.48％，其中 1％为有机磷。

鱼之所以适合婴幼儿食用，除因其营养丰富外，还由于鱼肉是动物肉类中最容易消化的一种。鱼肉由肌纤维较细的单个肌群组成，肌群之间存在相当多的可溶性成胶物质，使组织结构显得特别柔软。由于结构松软，进食之后容易被消化吸收。

中国医学科学院营养系曾用鱼粉做过动物实验研究，结果显示，鱼粉的消化率和净蛋白利用率均较高。

关于婴儿喂养，上海市儿童医院曾做过如下研究。①鱼粉喂养：婴儿自 1 个半月起用鱼粉蛋白质补充乳粉蛋白质，以后逐渐增加鱼粉而减少乳粉。对比只用某品牌全脂奶粉喂养的婴儿体重、身长和氮平衡结果，鱼粉喂养优于奶粉喂养。喂养至 6 个月，没有发现佝偻病、贫血和消化不良。②鲜鱼肉喂养：婴儿自 2 个半月起用鲜鱼肉补充乳粉蛋白质，以后逐渐增加鱼肉而减少乳粉。喂养至 6 个月，体重、身长超过上海市婴儿平均值。在喂养期内没有发现营养不良疾病或感染。

对于消化不良、不能耐受乳类的婴儿，为了保证营养供给，常用脱脂乳和蛋白乳，但在配制时增添了许多麻烦，疗效也并不显著。而用鱼粉加入米汤做治疗膳食，则颇见疗效。

由此可见，鱼肉是优良的营养品，不但可以佐膳，而且尤宜于婴儿喂养和治疗膳食。希望全国各地广辟渔场，多育鱼类，更可多制鱼粉，以供婴幼儿正常喂养和治疗消化不良之需。

（苏祖斐）

○ 摘编自《食品科技》1980 年第 6 期

— 专家简介 —

苏祖斐

苏祖斐（1898—1998），儿科医学大家。1934 年创办了著名的湖南湘雅医学院的儿科专业，任儿科主任。1937 年毅然放弃赴美学习机会，留沪与富文寿医师共同创办了我国第一所儿童医院——上海难民儿童医院（即上海市儿童医院的前身）。1954 年任上海市儿童医院副院长，1982 年任上海市儿童医院名誉院长。

历任上海市第一至第五、第七、第八届人大代表，中华医学会理事、名誉顾问，中华医学会儿科学分会副主任、名誉顾问，《中华儿科杂志》编委、顾问，上海宋庆龄基金会理事，上海红十字会理事，全国妇女联合会执行委员等职。

七、常吃粗粮、豆类可预防脚气病

本文说的脚气病不是脚湿气，它是人体缺乏维生素 B_1 而引发的疾病。

婴幼儿与成人患脚气病的临床表现不同。成人患脚气病，轻者两脚软弱无力，严重的可累及心脏而危及生命，俗称"脚气冲心"；婴幼儿患此病，轻者每天有多次酸臭的黄绿色腐状粪便，严重的可有两眼凝视、喑哑，甚至惊厥。

在湖南、江西、安徽等以精白米为主食的省份，曾发生过数以千计的农民两腿无力、不能劳动，婴幼儿发生惊厥的患病情况，这种疾病症状很像"大脑炎"，死亡率很高。后来调查结果发现，这是维生素 B_1 缺乏病，即脚气病。

为什么吃精白米能导致脚气病呢？因为米的外皮含有丰富的维生素 B_1，维生素 B_1 有帮助淀粉和糖类在人体内代谢的功能，而精白米缺乏维生素 B_1，淀粉和糖类不能在人体内完成代谢，使中间产物乳酸、丙酮酸积聚起来，引起神经与循环系统的疾病表现。

粗粮与豆类均含有丰富的维生素 B_1。在维生素 B_1 制剂没有问世时，人们用黄豆、蚕豆皮、花生等煮汤口服，也有效。

目前国外在饮食中注意常食用麸皮面包，我国居民也应常吃些粗粮。菜肴内加用豆制品、早餐饮用豆浆等，都可使营养平衡，摄入足够的维生素 B_1，从而避免脚气病。

成人一般每日需要维生素 B_1 约 1.5 毫克。孕妇、乳母则需要正常需要量的 5 倍，才能维持自身健康并保证胎儿或婴儿的需求。

● 富含维生素 B_1 的常用食品（毫克/100 克）

品名	含量	品名	含量
粳米（三号）	0.12	小米	0.66
标准面粉	0.40	黄豆	0.79
麦麸	0.62	蚕豆	0.39

（苏祖斐）

○ 摘编自《食品科技》1994 年第 1 期

八、维生素 C 的保健作用

维生素 C 对人体有很重要的保健作用，对儿童的生长发育也是必不可少的，儿童需要量为每日 50～80 毫克。其保健作用如下。

（1）能结合人体间叶组织细胞。骨样组织、齿质、微血管间的结合，都需要维生素 C。有史料记载，哥伦布找寻新大陆时，由于航行日久，船上缺乏新鲜果蔬而导致船员们皮肤出血、疲乏无力、不能工作，后用鲜菠萝治愈。这是一个通俗而又明显的例子。

（2）参与肾上腺活动和促进抗体形成。肾上腺皮质激素，如氢化可的松、地塞米松等药品，人们已不陌生。这些肾上腺皮质激素有抗过敏作用，有时也可用于抢救危重病人。维生素 C 可参与这些活动。

又如大家熟悉的丙种球蛋白等抗体，必要时注射一支，有减轻或避免急性传染病的功能。维生素 C 有促进抗体合成的作用。

（3）参与红细胞的生成。众所周知，红细胞核形成阶段需要叶酸的参与，叶酸若要起作用，首先要转换为四氢叶酸。这个转换过程，需要维生素 C 的参与，没有维生素 C，叶酸就失去作用了。

（4）促进铁在肠道的吸收。例如蛋黄内富含铁，但因蛋黄的化学结构很复杂，铁不易吸收。有了维生素 C，就可使铁从复杂的结构中释放，促进吸收。

● 儿童常用食物的维生素 C 含量（毫克/100 克）

食物	含量	食物	含量
鲜柚汁（湖南）	70	人乳	6
鲜柠檬汁	60	鲜牛乳	1
鲜橘汁（湖南）	50	青菜水	6
番茄汁（鲜）	30	苋菜水	4
山楂汁（鲜）	69	猕猴桃汁	120

（苏祖斐）

○ 摘编自《食品与健康》1994 年第 2 期

九、家装甲醛超标，到底会不会致白血病

近年来，白血病患儿家属以"家具甲醛超标致病"为由，将家具商告上法庭的事件屡见报道，而且不少人都打赢了官司。那么，甲醛与白血病到底有没有关系？

总的来说，甲醛与疾病是有相关性的，特别是白血病、再生障碍性贫血等血液系统的疾病。要分析甲醛在白血病的发病过程中起什么作用，还得从病因讲起。

白血病的内因有三个：遗传因素、免疫因素、营养状况。外因包括物理因素（如射线、放射性物质、阳光、电磁波等）、化学因素（大多数是有机化合物如甲醛、苯、醌、二甲醌等）、生物因素（如病毒感染）。在内因存在的前提下，有外因的促发，疾病就会一触即发；如果不存在内因，外因再怎么作用也不会引起白血病。我们把内因和外因的先后作用称为导致白血病的"两次打击"。

20 世纪 90 年代，复旦大学附属华山医院曾经有专家做过白血病的流行病学调查。在选取的上海 4 个地区中，白血病的发病率从高到低依次为：金山石化地区（存在化学污染）、南京路周围（电视台附近）、石库门地区（代表大多数居民）、金山自然农村。因为金山石化地区存在化学污染，白血病的发病率比其他地区要高出许多。人体内有几万亿个细胞，每天至少有 100 万个细胞在发生突变，成为无用的细胞或肿瘤细胞，但人体的正常免疫监管作用会发现并消灭这些细胞。如果免疫监管作用不正常，肿瘤细胞就会日积月累，长成肿瘤。而化学因素的存在，加快了细胞突变的过程，使肿瘤形成加速。因此，准确地讲，装修引起的甲醛超标是白血病的一个诱发因素，而不是全部原因。

近年来，儿童白血病发病逐年增多，可以说与中国居民居住环境的普遍装修有一定关系。儿童的免疫功能尚未发育完善，与成人相比，儿童白血病的发病率更高。统计表明，我国每年有 16 000～20 000 例新发病的小儿白血病，上海地区每年有 150～200 例新发病例，并且正以每年 20% 左右的速度增长。不少患白血病的孩子发病前几个月到几年之间，有过家庭房屋装修的环境背景。这部分孩子本来就存在发生白血病的内在因素，再暴露在甲醛超标等外在因素中，患病率自然会升高。

十几年来,装修污染对健康的危害已成为人们关注的热点问题。如何降低居室内甲醛浓度成为大家关心的重点,下面是专家的一些建议。

(1) 源头治理:不让劣质建筑材料(特别是劣质的黏合剂)进门,这是避免室内空气甲醛污染的最好办法。

(2) 安装净化设备:这几年,我国在这方面取得了很大的成功,为弥补已经形成的甲醛等室内空气污染找到了有效的改善措施。

(3) 释放和通风:新房装修之后,如果有甲醛污染,可以空置一段时间不去居住;居住之后,也可以尽量开门开窗,通气通风。

(4) 种植植物:在室内种植能吸收甲醛的植物,例如吊兰、仙人掌、芦荟、常春藤、菊花等。

(5) 重新装修:实在不行(以检测结果为根据),就应该重新装修,去除劣质建材,实施源头治理。

明确因果关系之前,我们应该吸取教训,远离甲醛污染,防患于未然。无论如何,甲醛对人体的健康危害包括致癌作用都是客观存在的。

（顾龙君）

○ 摘编自《大众医学》2007 年第 8 期

—— 专家简介 ——

顾龙君

顾龙君,主任医师、教授、博士生导师,上海儿童医学中心小儿血液/肿瘤科主任,中华医学会儿科学分会血液学组副组长,中国抗癌协会血液肿瘤专业委员会常委。

擅长儿科血液、肿瘤及疑难疾病诊治,特别是儿童白血病的临床及相关基础研究。

十、小儿肿瘤多发的影响因素

（1）父母遗传——基因突变的诱发因素。即使父母、祖父母、外祖父母，甚至整个家族均没有肿瘤的发病史，其发病仍可能与遗传因素密切相关。患儿在胚胎时期已经携带有突变基因，但携带者可能不会发生肿瘤；只有在某些因素作用下，发生第二次体细胞突变后，才会发生单个或多发肿瘤。

（2）胚胎发育——怀孕与生育过程中的潜在危险。父母在生育期间接触过苯类化学物品、电离辐射及放射治疗等，他们的孩子白血病发生概率会明显增高；小儿肝母细胞瘤的发生常与母亲长期服用避孕药有关；母亲长期应用雌激素会导致新生儿先天性腺癌等。

（3）环境影响——现代社会与不良习惯的隐患。和成人肿瘤的发生一样，儿童出生后的环境污染，尤其是某些电离辐射、医源性放疗、化学药物，以及病毒感染、免疫缺陷，甚至饮食习惯等，都对小儿恶性肿瘤的发生有影响。另外，一些先天性畸形或良性肿瘤如不及时治疗，发生恶变的概率也很高。

由于儿童肿瘤的发生常与遗传、胚胎发育、环境密切相关，其肿瘤的预防亦与成人恶性肿瘤有所不同。母亲怀孕期间避免与有害物质接触，加强必需氨基酸和维生素的摄入，对儿童恶性肿瘤的预防具有重要意义。

（高解春）

○ 摘编自《家庭医药》2003 年第 12 期

—— 专家简介 ——

高解春

高解春，教授、博士生导师，复旦大学医院管理研究所所长。

曾任复旦大学附属儿科医院副院长、复旦大学附属眼耳鼻喉科医院院长，中华医学会小儿外科学分会肿瘤学组组长、中国抗癌协会小儿肿瘤专业委员会副主任委员、上海市医学会小儿外科专科分会副主任委员、《肿瘤》杂志副主编等。

我国最早开设小儿肿瘤专科门诊和病房的专业工作者之一。擅长小儿恶性实体瘤的诊治、晚期恶性肿瘤的术前化疗和延期手术、肿瘤分化诱导治疗等。

十一、科学应对婴幼儿饮食行为问题

孩子不好好吃饭等饮食行为问题会影响能量和营养的摄入，可能对儿童身体、抵抗力、精神或认知发育产生一系列负面影响，并影响亲子关系。因此，需要家长配合医生的专业指导及科学营养补充建议，解决这一问题。

在这里给广大家长两点建议。

（1）"3W＋1H"原则。不少家长在喂养时习惯按照科普书按图索骥，但实际上，对儿童的进食量没有硬性规定，它会受到遗传和环境因素的共同影响。家长对孩子饮食行为的客观定位和期待应该是"3W＋1H"原则。

吃什么（what），在什么地方吃（where），什么时间吃（when），这个是由家长决定的；而吃多少（how much）是由孩子决定的。这个涉及儿童的消化功能，运动状况、家庭饮食习惯等都会影响到孩子进食量。量由孩子决定，不要强迫进食。尤其在 2～3 岁时，孩子正处在人生第一个逆反期，越是强迫，越是反抗。

（2）7～12 个月是培养饮食习惯的关键期。在这个阶段，家长们要引导孩子尝试食用糊状食物，食物颗粒逐渐由细变粗，培养孩子使用不同的餐具。对孩子的进餐时长也应该有所限制，正常时间应在 25 分钟之内，最多 30 分钟，如果时间过长，家长就应该提醒孩子。

（金星明）

○ 摘编自《南方日报》2009 年 12 月 31 日

—— 专家简介 ——

金星明

金星明，上海儿童医学中心发育与行为儿科主任医师，中华医学会儿科学分会发育行为学组第一任组长，上海市医学会儿科专科分会发育行为学组组长。擅长儿童多动症、自闭症、语言障碍、发育障碍、抽动症及儿童其他常见发育行为问题的分析、诊断、评估和处理等。

十二、入秋后如何提高小儿免疫力

入秋后，天气转冷，小儿感冒发热逐渐增多，怎样提高小儿的抵抗力成为家长所关心的话题。

免疫分为主动免疫和被动免疫。主动免疫是指当小儿患病后，体内会产生对抗此种病原体的特殊抗体，当此种病原体再来侵犯时，抗体就会联合白细胞将病原体杀灭。此外，通过接种疫苗也可使机体获得主动免疫。被动免疫是指新生宝宝接受了母体的抗体而产生免疫力，大约只能维持半年。另外，注射免疫球蛋白也可以获得短暂的免疫力。

小儿免疫力成长分为 4 个阶段。①半岁前：新生宝宝可以从母体中获得免疫力，因此在半岁前，宝宝较少患感染性疾病。②半岁至 1 岁半：婴儿从母体接受的抗体逐渐消失，虽然自己产生抗体的能力已初步形成，但远未达到成人的水平，此阶段感染性疾病增多。③1 岁半至 3 岁：此时宝宝体内的抗体水平已达到成人的 70％ 左右，白细胞渐趋成熟，但由于进入托儿所等，生活接触面逐渐扩大，受到感染的机会也愈来愈多。④4 岁至 6 岁：体内抗体已基本达到成人水平，免疫力提高，患病的次数逐渐减少。

增强小儿免疫力有以下五大要素。

（1）睡眠好。晚间 10 时至凌晨 2 时是小儿生长激素分泌高峰，若睡眠好，生长速度会明显加快，免疫力也会得到相应提高。在婴儿时期，母亲可以把宝宝抱在怀里，让他听到妈妈的心跳声，以助其快速入睡；也可在入睡前放一些轻音乐；室内光线不要太亮，室温为 20～25 ℃较好。

（2）吃得好。营养要平衡，不要一味摄取高蛋白、高营养食品。少吃煎烤食品、碳酸饮料、快餐、冷饮等。多吃些菠菜、胡萝卜、油菜、卷心菜、番茄、苹果、猕猴桃、香蕉、豆制品、牛奶、鱼虾等。

（3）多运动。对婴儿，可进行全身抚摸，从上臂慢慢向下抚摸，从臀部向上至颈部轻柔按摩。对幼儿，可指导其做徒手体操。4～5 岁时可开始学习游泳，这不但能提高孩子的心肺功能，而且可以使肌肉得到锻炼。

（4）选中药。一些中药可以提高小儿的免疫力，需辨证选用。小儿易口干、手足心热、便秘，属阴虚，可用天门冬、玄参、桑叶、生地、芦根；平日易疲劳、食欲不振、腹泻，属脾虚，可用党参、山药、白术、太子参、扁豆；常见头昏、心悸、面色苍白、睡眠不安，用党参、当归、黄芪、酸枣仁；平日手足冷、面色苍白、生长发育落后，用人参、桂枝、补骨脂。

（5）用食疗。取茯苓30克，山药60克，芡实60克，薏苡仁30克，小排120克，盐少许，将茯苓、山药、芡实、薏苡仁加水煎煮半小时，再加入小排煮至熟后加盐食用，适用于脾虚小儿；取桂枝5克，生姜3片，甘草3克，红枣10只，粳米50克，先将桂枝、生姜、甘草、红枣洗净，加水煎汁去渣，加入粳米煮粥食用，适用于阳虚体弱小儿；取百合30克，枸杞子20克，花生30克，糯米50克，先将百合、枸杞子、花生煮半熟，加入糯米及水煮成粥服用，适用于阴虚患儿；取黄精12克，黄芪10克，红枣15克，将以上三味加水小火煮30分钟，喝汤吃枣，适用于血虚患儿。

（时毓民）

○ 摘编自《新民晚报》2007 年 9 月 17 日

—— 专家简介 ——

时毓民

时毓民，复旦大学附属儿科医院中医科主任医师、教授、博士生导师。曾任复旦大学附属儿科医院中西医结合研究室主任。

擅长儿科呼吸系统疾病、儿童性早熟、胃窦炎、小儿肾病的中西医结合治疗。

十三、儿童白血病有对策

白血病有急性和慢性两大类，在儿童中主要类型为急性白血病。急性白血病又分为急性淋巴细胞性白血病（ALL）和急性髓细胞性白血病（AML）。急性白血病常起病较突然，短时间内骨髓和外周血内出现大量幼稚的、未分化的原始细胞，如果没有及时合理的处理，会危及生命。慢性白血病起病较平缓，病情进展较缓慢，可有较长的临床稳定期，患儿即使没有得到及时处理或治疗，也通常不会立刻有生命危险，但如不进行骨髓移植治疗，最终情况极差，常因急变而死亡。

急性淋巴细胞性白血病（ALL）是儿童最常见的淋巴系统恶性疾病之一，病情进展十分迅速。整个治疗过程需要至少 2 年的时间。急性淋巴细胞性白血病的治疗效果相对较好，治愈率可达 75％。但是如果患儿骨髓中费城染色体阳性、年龄过大或过小（如大于 10 岁或小于 1 岁）、起病时白细胞总数大于 5 万或对治疗反应不良等，则治疗后情况较差，部分患儿需要进行骨髓移植。

急性髓细胞性白血病（AML）往往急性起病，全身症状明显，如乏力、发热、感染、出血等。如果没有及时治疗，生存期短。在合理治疗下，一个疗程后完全缓解率为 50％～80％，但复发率也较高，为 45％～50％。

目前的化疗药物并非特异性针对肿瘤细胞，在杀伤肿瘤细胞的同时对正常细胞也有杀伤和破坏作用，常常不可避免。恶心、呕吐、口腔溃疡、骨质疏松、肌肉无力、脱发、严重的能量缺乏等都是化疗药物的不良反应。化疗期间的恶心、呕吐可以通过止吐药加以控制，疼痛也可以通过止痛药得到缓解。

化疗药对生长较快的细胞影响较大，如口腔黏膜、胃肠道黏膜、骨髓细胞等。因此，化疗时易发生口腔溃疡，并伴有疼痛和吞咽疼痛。肠道黏膜受影响后容易引起腹泻。化疗后骨髓造血受抑制，导致贫血、血小板和白细胞降低，此时易发生感染、出血等严重并发症，随着白细胞数量的恢复，大部分患儿会逐渐好转。

患儿在化疗过程中会有脱发现象，一般在化疗第 7～14 天开始脱发，4～6 周后头发可能脱光，但化疗结束后 3～4 个月头发会重新长出，新生的头发可能会和原来的头发在质地和颜色上有所不同，但是最终的头发和原来的差别不大。

白血病，特别是急性白血病，是一种进展非常快的恶性疾病，它容不得治疗上的迁延，越早治疗越好。经过几十年的研究，小儿白血病已经从"不治之症"变为"绝大部分可治之症"。尽管治疗过程还比较复杂困难，但已有比较成熟有效的治疗方法。因此，家长决不能放弃已明确有效的治疗方法，误听误信，而去乱投还没实践成果的其他治疗方法，以免耽误了治疗时机。

此外，在不影响化疗方案进行的情况下，借助中医中药对症处理不良反应也可以给患儿带来一些帮助，如帮助调理消化功能、提高免疫力、减轻口腔溃疡及疼痛等。

（应大明）

○ 摘编自《东方早报》2015 年 5 月 23 日

—— 专家简介 ——

应大明

应大明，上海儿童医学中心小儿血液/肿瘤科主任医师、博士生导师，上海儿童医学中心疑难/罕见病门诊特聘专家，享受国务院特殊津贴。

率先在国内成功进行了重症再生障碍性贫血的同种异体骨髓移植治疗；带领团队率先在国内应用强烈联合化疗，使小儿急性淋巴细胞性白血病的生存率从原来的 10％提高到 70％；率先提倡小儿恶性实体肿瘤应该各科综合治疗，创立了中国抗癌协会儿童肿瘤专业委员会。

十四、肥胖儿童的减肥措施

儿童肥胖的病因十分复杂，一般认为由遗传和环境双重因素影响而发病，尤其是环境因素，在肥胖发生中起着重要作用，如过度喂食、逼迫式劝食、重荤食轻蔬菜，常用西方饮食模式(高脂快餐、软饮料、巧克力、甜食及冷饮)等。另外，电视机、计算机的普及，以及学习负担过重、运动量少、活动空间小等，均导致儿童体力活动明显减少。

对已确定为单纯性肥胖的儿童，应积极采取有效的治疗措施，其原则是：首先要引起家长的重视，让家长配合专科医师的科学指导，制订高蛋白质、低能量的营养食谱，帮孩子进行合理饮食控制，改变不良生活习惯，加强体育锻炼，积极治疗已出现的并发症如脂肪肝、高脂血症、高胰岛素血症；其次，耐心向肥胖儿童解释纠正肥胖的重要性，鼓励他们树立减肥的信心并持之以恒。所谓低能量膳食，是指在不影响儿童正常生长发育的前提下，根据不同年龄、性别、身高、体重及运动量控制每天摄入的总能量。通常每天总能量控制为 3 349～5 023 千焦，每天摄入的总能量应低于每天消耗的能量。不过，儿童正处在生长发育期，不宜过度限制饮食摄入，否则会导致机体大量蛋白质的丢失。

(1) 运动治疗。适当控制能量摄入和增加能量消耗是治疗肥胖最好的方法。运动可促进能量消耗，但必须因人而异，逐步增加运动量，制定运动处方既要考虑到有效性，又要注意安全性，还要因地制宜，选择合适的运动方式，如登楼、跳绳、踢毽子等，每天 2 次，每次可从 10 分钟逐渐增加到 30 分钟，逐渐适应。

(2) 行为治疗。所谓行为治疗指矫正引起肥胖的不良生活行为，首先要对引起肥胖的行为现状进行收集和分析，然后制订个体化的行为矫正计划，包括：①自我监督。患者或家长每天记录饮食量和种类、行为内容和持续时间，这样才能使患儿或家长意识到过度饮食和运动不足。②饮食模式的矫正。如控制高热量、高脂肪食物，减慢用餐速度，多食粗纤维食物，三餐食量分配合理，早餐占 30％，午餐占 40％，晚餐占 30％等。③改变生活习惯和增加体育运动。如限制看电视时间、改掉吃零食的习惯、坚持进行体育锻炼。

(3) 药物治疗。近年来肥胖症的药物治疗逐渐被人们重视，而且药物种类日臻繁多，但真正应用于儿童肥胖症的非常少。目前主要应用药物治疗肥胖的并发症，如高胰岛素血症、脂肪肝、高脂血症等。

因儿童肥胖症是成人肥胖症的高危因素，肥胖极易并发许多慢性疾病，如高脂血症、高血压、冠心病、糖尿病，肥胖甚至还与某些肿瘤如结肠癌、乳腺癌、子宫内膜癌的发生有一定关系。由于成人肥胖的根源在于儿童期是否肥胖，所以儿童期应改变不良的饮食模式和生活习惯。家长应让孩子积极参加体育活动，并向他们宣传营养知识，让下一代更健康地成长！

（沈永年）

○ 摘编自《家庭用药》2002 年第 11 期

— 专家简介 —

沈永年

沈永年，上海儿童医学中心内分泌科主任医师、教授。

擅长下丘脑-垂体-肾上腺、性腺、甲状腺轴的完整性研究，生长激素缺乏症的治疗，生长激素释放激素、生长激素、促性腺激素释放激素类似物在临床上应用等。

十五、防治乙肝从宝宝开始

首先，婚检不容忽视，因为婚检可以早知道对方是否为乙肝患者或乙肝病毒携带者，进而可以做到早治疗、早预防。育龄女性在怀孕前一定要到医院检查肝功能。如果检查结果显示肝脏没有受到乙肝病毒感染，则可以正常怀孕，并在胎儿娩出后按照接种计划接种乙肝疫苗。

通过检查，如果发现备孕妈妈是乙肝患者，病毒在肝内复制，肝功能不正常，建议暂时不要怀孕。等到肝功能恢复正常后再怀孕，否则，产下的宝宝乙肝病毒感染率特别高。

如果母亲是"大三阳"（即乙肝病毒表面抗原阳性、乙肝病毒 e 抗原阳性、乙肝病毒核心抗体阳性），不采取阻断措施，宝宝感染率可高达 100％；如果母亲是小三阳（乙肝病毒表面抗原阳性、乙肝病毒 e 抗体阳性、乙肝病毒核心抗体阳性），不采取阻断措施，宝宝感染率超过 50％；对于高危新生儿，单纯靠打疫苗来阻断乙肝病毒，有效率只有 60％～70％，即 10 人中就有 3～4 人会受到感染。有些乙肝女性患者产下胎儿后，2～3 个月内婴儿就会乙肝急性发作，危及生命。

经检查后，如果属于乙肝病毒携带者（乙肝病毒表面抗原阳性、无肝炎症状和体征、肝功能正常），则可以怀孕。但自孕 28 周起，需多次注射乙肝免疫球蛋白，这样可以使宫内感染率下降 8％～9％。在此基础上，在孩子出生后按计划接种乙肝疫苗，同时注射乙肝免疫球蛋白（联合免疫），这样阻断乙肝病毒母婴传播的有效率可达 90％。

如果家里有乙肝患者或乙肝病毒携带者，就要避免孩子受到病毒感染。吃的东西要分开，用的碗筷要分开，用过之后，还应该用开水煮沸消毒。消化道虽不是乙肝病毒的传播途径，但如果有胃溃疡、消化道破损等问题，长期和乙肝病毒携带者生活在一起，就非常容易受到乙肝病毒侵害。

尤其需要注意的是，如果母亲是"大三阳"，最好不用母乳喂养婴儿；如果是"小三阳"，在采取阻断措施的前提下可以母乳喂养。

在家庭中需注意：①卫生用具不能合用，如毛巾、洗脚布、牙刷、剃须刀等。②孩子用的物品，如玩具等，最好能够每天消毒，避免感染。最简单的消毒方式是将物品放在开水里煮沸 15 分钟。也可以将家中物品放在户外曝晒 4～6 小时来消毒。③小孩子非常喜欢在地板上爬来爬去，应注意地板清洁和消毒等。

幼托机构需注意：①做好日常消毒工作，对幼儿园里的玩具、书籍、饭盒、便器等做好消毒措施，以保证小朋友处在卫生的环境下。②督促小朋友养成卫生的行为习惯等。③为小朋友准备各自的生活用品，不要共用。

此外，家长和老师还应教导孩子不要偏食，不要常吃垃圾食品（油炸类食物），避免营养过剩和营养不良。合理的饮食也可以增强孩子抵抗病毒的能力。

（朱启镕）

○ 摘编自《健康博览》2008 年第 1 期

—— 专家简介 ——

朱启镕

朱启镕，曾任复旦大学附属儿科医院院长、儿科研究所所长、传染病学研究室主任、复旦大学儿科肝病中心主任。享受国务院特殊津贴。

曾任中华医学会热带病与寄生虫学分会小儿肝病及感染学组组长、中华医学会儿科学分会感染学组组长、上海市医学会儿科专科分会主任委员，现均为顾问。现任中华医学会及上海市医学会医疗事故鉴定专家，中华医学会预防接种异常反应鉴定专家指导委员会成员，上海市疫苗接种不良反应调查诊断专家组成员。《中华儿科杂志》等 8 家杂志编委。

十六、儿童性早熟的早期识别

性早熟是一种生长发育的异常，表现为青春期的特征提前出现，近年来发病率显著增高，已成为常见的小儿内分泌疾病之一。本病以女孩多见，发病率是男孩的4～5倍。

一般女孩以10周岁后开始乳房发育、13～14周岁出现月经初潮为正常；男孩青春期发育比女孩迟2年，以12周岁左右开始出现睾丸、阴茎增大等性征表现为正常。一般认为，女孩8周岁以前开始乳房发育，10周岁以前出现月经，即为性早熟；男孩9周岁以前出现睾丸、阴茎增大等性征表现，为性早熟。

女孩发生性早熟往往首先出现乳房增大，可有触痛，多为双侧乳房同时增大，但也有部分患儿开始时仅一侧乳房增大，以后才发展到另一侧。随着病程的进展，乳房进一步增大，阴道分泌物增多，患儿的身高增长加速。如果未及时进行恰当治疗，随后还会出现阴毛、腋毛生长及阴道出血。开始时多为不规则阴道出血，逐渐过渡到规则地来月经。男孩发生性早熟首先出现的征象是睾丸增大，接着阴茎增粗、增长，可有阴茎勃起，并伴有身高增长加速。如果未及时进行恰当治疗，还会出现阴毛、胡须生长，痤疮，变声，甚至排精。

性早熟对患儿的不良影响主要表现在两个方面：①性早熟严重影响孩子的身心健康。由于其青春期提前，性征提早出现，往往女孩还在上小学就出现乳房发育，甚至月经来潮，但患儿的智力和性心理尚未成熟，生活上还不会自理，容易发生社会问题。性早熟的孩子，可能因自己在体形上与周围小伙伴不同而产生恐惧和不安。过早来月经的女孩，往往精神上十分紧张，影响其正常的生活与学习，也给家长造成精神上和照料上的负担。②在性征提早出现的同时，往往伴随骨骼生长的加速，暂时看起来比同年龄儿童长得快、长得高，但最终身高往往比同龄人矮小。

家长一旦发现女孩未到青春发育年龄乳房提前增大、身高增长加速，应及时去医院诊治，以免错过最佳治疗时机。如果等到月经来潮以后才开始治疗，对最终身高的改善就十分有限了。同样，男孩若提前出现睾丸阴茎增大、身高增长加速，也应及时去医院诊治，如果等到已出现变声、喉结、胡须生长，痤疮，甚至排精才开始治疗，对改善身高来说则为时已晚。

（蔡德培）

○ 摘编自《家庭医药》2005 年第 4 期

—— 专家简介 ——
蔡德培

蔡德培，中西医结合儿科教授、博士生导师，复旦大学附属儿科医院中医科主任医师。

中国生理学会内分泌代谢生理专业委员会副主任委员，中国性学会中医性学专业委员会副主任委员，上海市中西医结合学会妇产科专业委员会委员等。

主要从事儿科内分泌疾病及青春期医学的临床及科研工作，擅长采用中西医结合方法治疗儿童性早熟、青春期延迟、生长发育异常及其他儿科内分泌疾病。

十七、儿童糖尿病应对有方

  儿童糖尿病以 1 型糖尿病为主。儿童、青少年 1 型糖尿病患者必须坚持个体化的治疗原则，初发病者经治疗，血糖正常后可进入缓解期，每天所需的胰岛素剂量较小（具体用量按医嘱）。长病程者或青春发育期患者每天需进行 3～4 次胰岛素强化治疗，可使糖尿病并发症发生率降低 50％以上。对于餐后血糖高、容易出现低血糖者，可以应用超短效胰岛素。经强化治疗仍难以将血糖控制在理想范围的患者，应用胰岛素泵治疗是最好的选择。另外，进行饮食控制也很重要，饮食治疗必须与胰岛素治疗同步进行，但一般较难确定个体的能量需求，尤其是处于生长高峰的儿童，他们的体育活动量各不相同，可以根据个人的胃口和家庭习惯安排饮食，不吃甜食、不使体重超标就可以了。

  除胰岛素替代治疗和饮食控制外，常规测血糖、运动治疗和心理治疗均是糖尿病治疗的综合措施。糖尿病患儿每天应有 30 分钟至 1 小时的运动，如球类运动、游泳、跳绳等。应避免攀高和潜水，因攀高和潜水时若发生低血糖有危险性。运动前可减少胰岛素用量或加餐以避免低血糖。对糖尿病患儿进行心理治疗非常重要，在教会他们自我治疗所必需的知识和技能后，应让他们了解精神情绪、社会环境、家庭因素皆可影响病情，患儿和家长均应树立战胜疾病的信心。

（沈水仙）

○ 摘编自《家庭医生报》2008 年 12 月 1 日

—— 专家简介 ——

沈水仙

  沈水仙，教授、硕士生导师，复旦大学附属儿科医院内分泌遗传代谢科主任医师。

  上海市医学会儿科专科分会遗传内分泌学组顾问，中华医学会儿科学分会遗传代谢内分泌学组委员，《临床儿科杂志》编委，《中国糖尿病杂志》特邀委员等。

  擅长小儿内分泌疾病如小儿糖尿病、性早熟、矮小症、肥胖症、甲状腺疾病、先天性肾上腺皮质增生症等内分泌遗传代谢疾病的诊断和治疗。

十八、先天性心脏病，预防很重要

　　先天性心脏病的病因复杂。目前认为，先天性心脏病是由遗传因素、环境因素单独作用或共同作用所导致的，由遗传因素与环境因素共同作用引起的先天性心脏病占绝大多数（90％）。与先天性心脏病发生有关的环境因素包括药物（如抗癫痫药、抗抑郁药等）、空气污染、饮水污染、射线、噪声、生物因素（风疹病毒、疱疹病毒感染等）及社会、心理因素等。孕早期（2 个月内）是胚胎心血管发育的重要阶段，最易受到上述因素的影响而导致先天性心脏病的发生。因此，孕早期应尽量避免接触不良环境因素。

　　先天性心脏病等出生缺陷的预防应该从婚前、孕前开始。婚前健康检查及避免近亲结婚是降低出生缺陷的基础。提倡有准备、有计划的怀孕，避免大龄生育。重视孕前检查，及时发现和积极治疗基础疾病如糖尿病、苯丙酮尿症等。有糖尿病的孕妇，其胎儿发生先天性心脏病的概率是一般人群的 3 倍；有苯丙酮尿症的孕妇，胎儿发生先天性心脏病的概率是一般人群的 6 倍。因此，应在积极治疗控制基础疾病后再怀孕。有饲养或接触宠物史者在孕前最好进行 TORCH（弓形虫、风疹病毒、巨细胞病毒、单纯疱疹病毒、其他病原微生物）特异性抗体检查，阴性者应及时接种疫苗获得免疫力，阳性者应推迟怀孕。

　　孕前及孕期保健对先天性心脏病的预防也很重要。有研究发现，孕前开始服用含叶酸的多种维生素可以降低出生缺陷的发生率。主动或被动吸烟与饮酒对胎儿的发育有影响，应该避免。应减少或避免感染，特别是避免与流感及发热性疾病患者接触。如需用药，即使是非处方药也应征询医生意见，以免药物对胎儿造成影响。

　　上述措施是为了预防先天性心脏病的发生，也称为一级预防。在妊娠期早发现、早干预是先天性心脏病的二级预防，这是目前预防先天性心脏病的主要手段。二级预防措施主要包括超声筛查及母体血清生化标志筛查，现已被列入孕期常规检查。孕早期及孕中期超声检查可以发现疑似染色体异常征象（颈项透明层增厚），与心脏及其他器官重要畸形的征象。如怀疑心脏缺陷，需进一步做胎儿超声心动图检查以明确诊断，必要时还可辅以胎儿磁共振成像检查。绝大部分严重的先天性心脏病通过上述检查均可获得早期诊断。母体血清生化标志筛查也称唐氏综合征产前筛查,若结果为高风险,需要进一步通过羊水检测胎儿染色体,或者通过母血检测胎儿游离 DNA,染色体异常者常合并先天性心脏病。对于早期发现并确诊为目前外科手术尚不能矫治恢复正常的严重先天性心脏病患儿,或者还合并染色体及(或)其他器官畸形的胎儿,可考虑选择终止妊娠,避免严重先天性心脏病胎儿出生后给家庭及社会带来沉重的负担。如果确诊的先天性心脏病是可以矫治的,则可预先计划安排在合适的医院分娩,便于患儿出生后得到及时处理,降低合并症的发生率,提高治疗效果。有些先天性心脏病甚至可以在出生前干预,为出生后外科手术治疗创造条件。实践证明,胎儿期的早诊断及早干预对提高先天性心脏病的治疗效果可发挥十分重要的作用。

(陈树宝)

○ 摘编自《名医谈百病:先天性心脏病》1999 年 10 月

—— 专家简介 ——

陈树宝

　　陈树宝,主任医师、教授、博士生导师,著名小儿心血管病专家,享受国务院特殊津贴。

　　曾任上海交通大学新华临床医学院儿科学教研室主任,上海小儿先天性心脏病研究所副所长,上海交通大学医学院附属新华医院副院长、党委书记,上海儿童医学中心院长,中华医学会儿科学分会常委等。

　　在小儿先天性心脏病诊治,特别在应用超声心动图技术诊断先心病方面具有丰富经验。

十九、守护童"心"

很多家长带着孩子来看病,通常是因为发现孩子唇部青紫或心脏检查发现有杂音。其实,还有很多其他先天性心脏病的症状在父母的眼皮底下溜过,等到带孩子来就诊时,一部分已经错过了治疗的最佳时机,有的甚至已经无法挽救。因此,了解先天性心脏病有哪些发病信号对于父母来说非常重要。

(1)心衰。新生儿心衰被视为一种急症,通常是由于较严重的心脏缺损、肺循环或体循环充血、心输出量减少所致。患儿表现为面色苍白、憋气、呼吸困难和心动过速,心率可达 160～190 次/分,血压常偏低。

(2)发绀。有无发绀随心脏畸形性质而定,如房间隔缺损、室间隔缺损与动脉导管未闭者早期通常无发绀,但剧烈活动或大哭大笑后可能出现发绀,随年龄增长,发展到晚期可能出现发绀;右向左分流型先天性心脏病者,心脏畸形严重,如法洛四联症患儿在出生后或数周至数月即可出现发绀,且逐渐加重。发绀在鼻尖、口唇、指(趾)甲床最明显。

(3)蹲踞。患有发绀型先天性心脏病的患儿,特别是法洛四联症的患儿,常在活动后出现蹲踞现象,这样可增加体循环血管阻力,从而减少心隔缺损产生的右向左分流,同时也增加静脉血回流到右心,从而改善肺血流。

(4)杵状指(趾)和红细胞增多症。发绀型先天性心脏病几乎都伴杵状指(趾)和红细胞增多症。杵状指(趾)的发病机制尚不清楚,但红细胞增多症是机体对动脉低血氧的一种生理反应。

(5)肺动脉高压。当间隔缺损或动脉导管未闭的患者出现严重的肺动脉高压和发绀等综合征时,被称为艾森门格综合征。表现为发绀、红细胞增多症、杵状指(趾)、右心衰竭征象(如颈静脉怒张、肝肿大、周围组织水肿等),这时患者已错过了手术的机会,只有等待心脏移植。患者大多数在 40 岁以前死亡。

(6)发育障碍。先天性心脏病的患儿往往发育不良,表现为瘦弱、营养不良、发育迟缓等。

(7)其他。胸痛、晕厥、猝死等。

需要说明的是,并非所有的先天性心脏病都需要治疗,有一部分患儿缺损的心血管能自行愈合。目前先天性心脏病除早产儿动脉导管未闭早期通过药物治疗有可能治愈，小的肌部或膜部室间隔缺损、小的房间隔缺损者可能自愈外，其他病种通过内科治疗均是不可能治愈的。内科药物治疗只能暂时控制心衰、降低肺动脉压，作为术前的一种短期治疗。

介入治疗是动脉导管未闭、房间隔缺损、室间隔缺损、肺动脉狭窄的首选治疗方法，但部分患儿仍需传统手术。

目前几乎所有的先天性心脏病都能进行手术治疗（姑息或根治术）。不同的病种，手术时机不同。严重者必须在出生后行急诊手术；常患呼吸道感染、反复肺炎、心力衰竭者，尤其是药物不能控制的患儿，应及早手术。理论上，先天性心脏病患儿应在 2 岁前手术，但病情较轻、对生长发育影响不大的患儿可每半年至一年随诊检查一次，以便掌握最佳手术时机。

以上几种方法对治疗先天性心脏病有着非常好的功效，而不同的治疗方法适宜不同的患病人群，在选择治疗方法的时候一定要选择最合适的。另外，先天性心脏病患儿家长一定要给予孩子足够的关心。

（刘锦纷）

○ 摘编自《东方早报》2015 年 6 月 13 日

—— 专家简介 ——

刘锦纷

刘锦纷，小儿胸外科主任医师、教授、博士生导师，2004—2012 年任上海儿童医学中心院长，享受国务院特殊津贴。

《中华胸心血管外科杂志》等学术期刊编委，世界儿科和先天性心脏病外科协会委员，中华医学会小儿外科学分会心血管学组组长，上海市医学会小儿外科专科分会副主任委员等。

主要从事小儿心血管病防治工作，在小儿先天性心脏病的诊治方面具有丰富的经验，擅长婴幼儿复杂性先天性心脏病手术。

二十、预防感冒，远离心脏杀手

　　病毒性心肌炎是一种危害小儿健康的常见心脏疾患，是指病毒侵犯心肌组织所引起的心脏炎症。病情轻重不一，症状包括情绪紧张、头晕、面色苍白、心悸、胸闷、气短、多汗和心前区隐痛等；婴儿可出现食欲减退、面色苍白、多汗、四肢湿冷、精神萎靡、活动减少或烦躁不安等，严重者可于数小时到数天内出现心力衰竭、严重心律失常、休克，甚至死亡。尽管多数患儿可在半年内逐渐恢复正常，但也有些患儿症状反复出现，迁延不愈，甚至呈慢性过程，严重影响小儿的生活质量和身体健康。

　　病毒性心肌炎的发生与感冒有密切的关系，半数以上的患儿在发病前1～3周有感冒病史。感冒，又称上呼吸道感染，是小儿最常见的疾病。引起感冒的原因可以是病毒感染，当机体的抗病能力低下时，这些病毒可侵犯呼吸道，引起感冒，进而可进入血液，引起毒血症，通过血流到达心脏组织，并乘虚在心肌细胞内繁殖，直接损伤心肌细胞和心脏组织。病毒性心肌炎的发病季节与致病病毒的流行有密切关系，例如，柯萨奇病毒和埃可病毒容易在夏秋季节引发感冒；流行性感冒在冬季高发，而由上述病毒引起的病毒性心肌炎的发病数在这些季节也明显增加。

　　因此，积极预防和及时治疗感冒，是防范病毒性心肌炎发生的首要环节，这些防范措施包括下列几点：①避开感染源。小儿，尤其是2～3岁的婴幼儿，机体抗病能力较差，应避免到人群拥挤嘈杂、空气污浊的场所，尽可能不与感冒患者接触。同时，注意环境卫生，保证居住环境空气清新，定期开窗通风。②切忌过度劳累。有的家长"望子成龙""盼女成凤"，给孩子增加许多课外负担，使孩子不能获得足够的休息，过度疲劳对孩子的健康有害无益。另外，充足的睡眠对孩子的体力恢复也是十分必要的。一般来说，年龄越小，所需要的睡眠时间越多。1岁以内的婴儿，每天的睡眠时间不应少于13小时，而5～12岁的学龄期儿童则每天需要至少9小时的睡眠。③保证足够营养。营养不良可导致机体抗病能力下降，容易感冒。在膳食中供给足够的能量、蛋白质、维生素以及适量的无机盐和脂肪，保证全面的营养摄取，以满足小儿日常活动和生长发育的需要。合理的饮食结构能够带给孩子健康的体魄，有效提高抗病能力。④避免受凉。不管在什么季节，孩子的衣着都要适宜，一般稍多于成人即可。但有的家长担心孩子受凉，特别是冬天，往往给他们穿过多的衣服，结果限制了孩子的活动，不利于身心发育；而且，过多的衣着容易使孩子出汗，在换衣服时容易受凉招致感冒。⑤预防接种。预防接种是提高人体某些特异性免疫力的有效措施。需要指出的是，当孩子感冒、特别是合并发热时，不宜接受任何预防接种，应等感冒痊愈后再接种，以免加重病情、诱发严重不良反应或使病情复杂化等。⑥治疗感冒。一旦发生感冒，特别是婴幼儿，应及时处理，以阻止病情发展。除了保证充分的休息和水分摄入外，可服用一些中草药制剂，如小儿感冒冲剂、板蓝根颗粒、鱼腥草颗粒、复方大青叶颗粒和双黄连颗粒等，2 岁以下儿童因容易合并细菌感染，故可在医生指导下适当选用抗生素。

（黄国英）

○ 摘编自《健康妇幼》2001 年第 1 期

— 专家简介 —

黄国英

黄国英，教授，国家重点研发计划项目首席科学家，复旦大学附属儿科医院院长，享受国务院特殊津贴。

上海市出生缺陷防治重点实验室主任，中华医学会儿科学分会副主任委员，中国医师协会儿科医师分会副会长，上海市医学会儿科专科分会主任委员，上海市医师协会儿科医师分会会长，《中华儿科杂志》副总编辑等。

主要研究方向为先天性心脏病的病因、无创伤性诊断和早期干预策略，川崎病冠状动脉病变。

CHAPTER TWO

问 名 医

发｜育｜和｜保｜健

1. 为什么那些所谓的"科学喂养"会导致孩子肥胖

在前来就诊的肥胖儿童中有 95％ 以上属于单纯性肥胖，除了遗传因素外，后天环境因素是重要原因。而在后天因素中，所谓的"科学喂养"是主要原因。

（1）不吃垃圾食品，却吃鱼类、肉类过量。很多家长都知道，吃油炸食品、快餐会导致孩子肥胖，这类垃圾食品早已上了"黑名单"。但对于一些在家长看来健康营养的食物，如鱼、虾、蟹，牛肉，鸡肉等，却会给孩子不设限地吃。这类食物超量食用同样会导致肥胖。

（2）不喝可乐，却把乳酸类饮料和纯果汁当水喝。很多家长会限制孩子喝碳酸饮料，但不限制孩子喝牛奶、纯果汁饮料或乳酸类饮料，因为他们觉得这类饮品营养价值高，可以助孩子长身体。其实，这类饮品的能量、含糖量都颇高，比如鲜橙果汁，每 100 毫升就会产生 186 千焦的能量，喝 1 瓶 450 毫升的鲜橙汁相当于吃了 50 克米饭。如果不控制孩子每天的饮用量，同样会导致发胖。

（3）大米饭、面食等精细食物吃过量。有些家长总是喜欢把饭盛得很满，要求孩子"再多吃一口"。对米、面等淀粉类食物的摄入量过多，孩子也会发胖。此外，由于现代人食用精细食物多，粗粮摄入少，对纤维素的摄入就偏低了。纤维素含量低的食物更容易被人体吸收，也更易使人产生饥饿感，会使人吃得过多，从而导致肥胖。

（陈津津）

—— 专家简介 ——

陈津津

陈津津，上海市儿童医院儿童保健科主任医师、博士生导师。

中华预防医学会儿保分会青年委员，上海市医学会儿科专科分会委员，上海市营养学会理事等。

长期从事儿科相关疾病的诊治和研究。

▲ "彩虹宝贝计划"
上海市儿童医院儿童保健科微信平台

2. 孩子是不是绝对不能吃零食

在我们的心目中，零食似乎带有贬义，宝宝胃口不好了总是首先怪罪于零食吃多了。其实，正餐以外吃的食物都可以算是零食，家长们无需"闻零食而色变"。在学龄前，特别是 3 岁以内，零食是宝宝每天必不可少的食物。

因为宝宝的胃容量和大人不同，不能一下子容纳太多食物，所以他们的饮食是少量多餐。1 岁以后开始和大人的用餐时间接近，有正餐和加餐之分，每次用餐量不会很多，在两次正餐中间还要加些小零食作为点心，这样宝宝的消化负担不会太重，也不会把宝宝的胃撑大。

给宝宝挑选零食有 4 个需要注意的事项：①能量不能太高，脂肪含量要少，水果是不错的选择。比如几个新鲜的草莓，半个富含维生素 C 的猕猴桃，都可以在两餐之间给宝宝作为零食。②要选择营养成分不同于其他食物的零食。比如酸奶里含有其他食物所没有的益生菌，可以营造一个好的肠道环境，有利于营养素的吸收利用。③体积不大、营养丰富的食品。一颗小小的蒸土豆，其所含的膳食纤维对肠道健康的帮助很大；一片薄薄的奶酪，既耐饥又可以补充钙质，强健骨骼。④选择天然食材或在加工中很少添加食品添加剂的零食。

（陈津津）

3. 孩子爱看电视怎么办

长时间看电视对孩子的成长肯定不利，不仅是很多父母所担心的影响视力的问题，还涉及其他很多方面，如：影响食欲，消化能力好的则会因为久坐不动变成"小胖墩"；被电视吸引而对身边的人漠不关心，不爱讲话，和大人不亲，不和人玩耍；习惯了电视的"强刺激"，不看电视时则静不下来，将来学习和做事都不专心；习惯了电视的单向输出，对周围的事物不好奇、不探索、不爱思考；孩子的判别能力有限，容易对电视中的一些不良信息"照单全收"，易导致一些不良言行并增加家长正面教育的难度等。

但喜欢看电视是孩子的普遍现象，完全禁止显然不可能，正确的方法在于引导。首先，家长要尽可能多花时间陪伴孩子，给孩子安排丰富的生活内容，如给孩子讲故事，和孩子一起阅读、玩游戏，多到户外活动，引导孩子培养良好的个人兴趣。其次，要控制孩子看电视的时间。一般不主张 2 岁以下的孩子看电视，因为他们的视听神经系统还很稚嫩，孩子在应对电视信息的强刺激时，视听器官非常容易疲劳，时间长了会影响视听系统的发育。2 岁以后可以适当看电视，但每次看电视的时间以 15～20 分钟为宜，一天最好不要超过 1 个小时。此外，家长要引导孩子对所看内容加以选择，可结合孩子的兴趣和理解力，选取一些有益于孩子认知、情感和行为发展的节目。

（丁艳华）

── 专家简介 ──

丁艳华

丁艳华，复旦大学附属儿科医院儿童保健科主任医师、硕士生导师。上海市医学会儿科专科分会儿童保健学组副组长。

擅长儿童的营养与喂养指导，儿童的体格生长、心理行为发育评估及预见性指导，儿童常见营养和发育行为问题的诊治等。

4. 该不该唤醒梦游的孩子

梦游在儿童中是一种常见的睡眠行为。梦游的孩子可以睁着眼睛，但是通常都表现出神情木然、胡言乱语或者答非所问。有时，梦游的孩子还会表现出动作笨拙或者一些奇怪的行为，例如在衣柜里小便等。梦游常发生于入睡后 1～2 小时，持续 5～20 分钟，孩子事后对此经历没有记忆。

目前对于梦游原因的了解还不是很清楚，多见于 3～7 岁的孩子。梦游有时也会有家族史，绝大多数孩子到了青春期后就自然缓解了，但也可以持续到成年期。

　　孩子发生梦游时，家长千万不要过度紧张。在梦游中唤醒孩子尽管可以终止梦游，但并不是科学的做法，因为这反而会加大梦游发生的频率，且孩子容易受到惊吓。正确的做法是，对梦游的孩子首先要确保其安全。在梦游发作的时候，孩子可能会伤到自己或走出家门，因此要保证所有的门窗都是锁住、安全的。尤其需要注意卧室环境的安全，以免孩子梦游时伤到自己。在孩子梦游发生时，应该把孩子引导带回到他自己的床上，同时用平和、轻柔的语言安慰他。此外，需要确保孩子睡眠充足和规律的睡眠作息时间，因为睡眠不足及睡眠不规律可能加重梦游发作。通常情况下，梦游的儿童不需要特殊的治疗，如果孩子的梦游行为经常伤及自己或梦游发作频繁，需要及时寻求医生帮助。

（江　帆）

—— 专家简介 ——

江　帆

　　江帆，教授、博士生导师，上海儿童医学中心发育行为儿科/儿童保健科主任医师。

　　中华医学会儿科学分会儿童保健学组副组长，中华预防医学会儿保分会副主任委员。

　　长期从事儿童睡眠问题的临床和科学研究。

5. 小儿梦多会影响睡眠质量吗

　　无论大人还是孩子，每个人每天晚上都会做梦，与做梦密切相关的快速眼动阶段与我们大脑发育及学习记忆密切相关，胎儿期这一比例可以高达 50%，随着年龄增长，到成年期这一占比下降到 20%。有些人是完成了快速眼动阶段之后才醒来，于是便没有做梦的感觉；另一些人在快速眼动阶段就醒过来了，便强烈地感觉到从梦中惊醒，甚至能清晰回忆梦的内容。

　　一般而言，没有"做梦感"的睡眠质量较好，起床时较为清醒；而正在做梦时醒来（多半是被吵醒），会感觉身体疲乏、头痛，很想再补睡一会儿。

　　孩子做梦一般不需要特别关注，但是如果经常做噩梦就需要引起重视。导致孩子做噩梦的因素很多，通常是经历了一些不良体验（如家庭突发变故或创伤），或是受到一些强烈的感官刺激（如看恐怖片等）。孩子偶尔做噩梦，对情绪或心理没有太大影响，家长不必多虑或紧张。长期做噩梦，以致影响睡眠并伴有明显的情绪和心理问题时，需要积极寻求医生的帮助。

（江　帆）

6. 孩子经常遗粪怎么办

如果孩子超过 4 岁，还是经常会把大便排泄在裤子中，就是"遗粪症"。许多家长对孩子遗粪的问题，往往一筹莫展。遗粪症的发生和发展是一个长期的过程，治疗上也需要家长正确对待和积极配合。

刚出生的孩子排便是即时反射性的，也就是说，只要肠道中大便积蓄到一定的量，不论何时何地均可启动由脊髓控制的排便反射，将大便排出体外。婴儿排便受大脑控制较少，但随着年龄的增长，人的大脑皮质逐渐掌控了对排便的控制，可以有意识地控制大便，决定在合适的时间、合适的地点将大便排出体外，也能在不允许排便的时间和地点忍住，等找到厕所再有意识地排便。

然而这项重要功能的发育并非所有孩子都很顺利，有一小部分孩子，这种功能的发育明显滞后，即使到了 4 岁还是控制不了大便，可被诊断为功能性遗粪症。事实上，还有一部分孩子已经在 4 岁前获得了良好控制排便的能力，但由于生活、环境、饮食、心理等原因，经常憋着不主动上厕所排便，久而久之，正常的排便神经反射产生了紊乱，也会发生遗粪现象。

我们在生活中要特别注意对孩子进行科学的排便训练，促进孩子排便功能的发育。让孩子有便意后要有所表示，以便及时找到厕所排便。千万不能在有了便意之后，由于玩耍、学习等强行抑制排便过长时间。另外，推荐每日清晨早饭后排便，避免在白天活动中有大便潴留在体内。多吃蔬菜、水果，多喝水，保持大便通畅。

还有极少部分孩子遗粪是由于脊髓、大脑或肠道病变造成的，因此，孩子遗粪时最好到医院就诊，在明确具体病因后接受医生的指导和治疗。

（马　骏）

—— 专家简介 ——

马　骏

马骏，上海儿童医学中心儿童保健科副主任医师。

中华医学会儿科学分会儿童保健学组副组长，《上海交通大学学报》（医学版)编委等。

擅长儿童脑发育障碍、排泄障碍、行为障碍、注意力障碍、社会情绪发育障碍等相关疾病的诊治。

7. 应该怎样给宝宝添加辅食

当宝宝年满 6 个月，小牙齿开始萌出，牙龈逐渐硬朗，妈妈的母乳或强化婴儿奶粉不能满足宝宝生长发育需要的时候，妈妈需要开始给宝宝科学地添加辅助食品。

第一，需要在婴儿身体健康时添加辅食。基本添加原则是：食品的数量从少到多，辅食从一种到多种，食物的质地从稀到稠，食物性状从细到粗。

第二，添加的过程需要循序渐进。每种新食品的尝试通常要 5～7 天，应在宝宝逐渐接受后再添加另一种。每次用小勺喂，每次喂食时间不超过 30 分钟，切忌强迫喂食。添加辅食期间要注意观察孩子的表现，如宝宝出现呕吐、腹泻、皮疹等消化不良反应或食物过敏现象，可暂缓添加。

第三，辅助食品添加顺序由液体食物、半固体食物到固体食物。各月龄婴儿的进食安排如下：4～6 月龄以泥状食物为主，每日 1 次辅食，如强化铁的米粉、蔬菜泥、水果泥等，5～6 次奶类(断夜间奶)；7～9 月龄以泥末状食物为主，每日1～2 餐谷类食物(如稀饭、软食)、烂面菜泥、蛋、鱼泥、豆腐、肉末、肝泥、水果泥等，4～5 次奶类；10～12 月龄以碎食物为主，一般 2 餐谷类食物(如软食)、烂面碎肉、碎菜、蛋、鱼肉、豆制品，1 次水果，2～3 次奶类。

（彭咏梅）

— 专家简介 —

彭咏梅

彭咏梅，教授、博士生导师，上海市妇幼保健中心主任医师。

中华医学会儿科学分会儿童保健学组委员，中华预防医学会儿保分会委员。

擅长营养与儿童健康的临床和科学研究。

8. 如何给早产/低出生体重儿添加辅食

早产/低出生体重儿引入辅食或者其他食物的时间与发育成熟水平有关。

胎龄小的早产/低出生体重儿引入辅食时间相对较晚，一般来说不宜早于矫正月龄 4 月龄，不迟于矫正月龄 6 月龄。

早产/低出生体重儿刚开始添加辅食时，每日宜添加 1 次，直到矫正月龄 8 个月后才开始每日添加 2 次。辅食可以从强化铁的米粉开始，品种从单一到多品种，每次新品种引入 1～2 周后，再添加另一种食物；辅食的量从少到多，比如，添加蛋黄从 1/4 只到 1/2 只再到 3/4 只，最后是一只蛋黄，总的添加时间不少于 1 个月；质地从稀到稠，比如，开始是稀粥，然后是半稠的粥，再后来是厚粥，最后是软饭；所有辅食坚持用小勺喂，充分锻炼咀嚼和吞咽功能，每次喂食不超过 30 分钟；在饥饿时，心情愉快的情况下喂。

需要注意的是：食物引入不应影响母乳或牛乳量；先引入菜泥，后引入水果泥；每种新的菜泥或水果泥引入后需观察 3～5 天，了解婴儿是否耐受；菜泥中无需加盐、油；水果泥中不加糖或水。

（彭咏梅）

9. 如何使宝宝第一口食物是母乳

尽早开奶，在宝宝出生 1 小时内就开始第一次母乳喂养。新生宝宝的吸吮可刺激妈妈分泌乳汁。

妈妈第一天分泌的初乳量很少，大概只有一汤匙，由于蛋白质含量高，呈淡黄至灰色，质地黏稠。随着宝宝有力、频繁的吸吮，1 周以后妈妈的乳汁分泌量明显增加，黏稠度逐渐下降，过渡到较为清稀的成熟乳。

有少数妈妈的初乳迟迟不分泌或分泌量过少，与此同时，当新生宝宝体重下降过快，或下降超过出生体重 7% 时，就不得不添加配方奶了。

（盛晓阳）

── 专家简介 ──

盛晓阳

盛晓阳，博士生导师，上海交通大学医学院附属新华医院发育行为儿童保健科主任医师。

中国营养学会妇幼营养分会副主任委员，中国医师协会儿童健康专业委员会委员，上海市妇幼保健协会理事。

擅长儿童营养与生长、儿童保健的研究与临床工作。

10. 为什么宝宝的第一口食物最好是母乳

新生宝宝的胃肠道发育极不成熟，通透性高，如果新生宝宝在出生时就接触配方奶等母乳以外的食物，其中的牛奶蛋白等异源蛋白很容易通过胃肠道进入体内，并触发异常的免疫反应，增加过敏性疾病的发生率。研究表明，出生第一年内以配方奶喂养的宝宝，相比母乳喂养宝宝，湿疹的发生率增加 3 倍，而出生第 1 周就曾接触过配方奶的宝宝更增加至 4 倍。因此，坚持宝宝第一口食物是母乳，并坚持纯母乳喂养，可减少甚至避免宝宝罹患过敏性疾病。

初乳中含有丰富的分泌型 IgA 抗体(sIgA)、IgG 抗体、乳铁蛋白、溶菌酶、过氧化物酶和补体等免疫活性物质，能有效帮助宝宝抵抗病原微生物的侵袭。初乳中还含有大量的白细胞、淋巴细胞和巨噬细胞，可吞噬致病细菌和病毒。此外，初乳中丰富的低聚糖、活性细胞等可以帮助纯母乳喂养宝宝进一步增强肠道健康，并对宝宝的全身免疫功能产生深远的影响。

（盛晓阳）

11. 儿童咬破温度计会中毒吗

水银作为一种液态的金属，可以随食物从胃部经肠道一直到肛门直接排出。我院曾监测过许多误吞水银的孩子血液及尿中的汞水平，多数仅轻微升高，表明吸收不多，通常不会引起中毒。

但仍需注意几点：①水银具有一定的腐蚀性。如果孩子有消化道炎症或溃疡，可能会对局部黏膜造成一定腐蚀，加重炎症，同时也会导致汞吸收增加。②如果孩子空腹，水银到了胃里，也会因为胃酸作用导致吸收增加。③水银在消化道内随着食物向前移动，有少量水银进入阑尾，阑尾里的水银可能会有少量吸收。

儿童咬破温度计的正确处理方法：①立即让孩子面向下，吐出口腔内的水银，或用手指伸进孩子口腔内帮助清理残留水银及玻璃碎片。②给孩子喝一些牛奶，可以起到保护胃黏膜的作用；最初半小时，适当保持右侧卧位可以让水银尽快从胃内排到十二指肠，减少在胃内停留时间，以减少吸收。③可以多吃一些富含膳食纤维的食物，如韭菜、芹菜、菠菜等，帮助水银与食物同步向前移动，加快其排出体外的速度，减少在肠道内停留的时间。

对大多数儿童来说，在误吞水银 1 周左右时，除了落到阑尾中的少量水银外，消化道内的水银应该基本排出体外；婴儿以流质食物为主，水银排出速度可能稍慢一些；如果孩子有消化道炎症，可以去医院测定尿汞或血汞水平，并拍一张正面的腹部 X 线片，以观察水银残留量及位置。

特别提醒

尽可能用电子温度计替代水银温度计给孩子量体温；如果用水银温度计给孩子量体温，在量体温的 3～5 分钟内，家长务必把注意力集中在孩子和体温表上，直到取出体温表，以防发生意外。

（颜崇淮）

—— 专家简介 ——

颜崇淮

颜崇淮，二级教授、博士生导师，上海交通大学医学院附属新华医院环境与儿童健康重点实验室副主任，享受国务院特殊津贴。

中华医学会公共卫生学分会常委兼临床与预防学组组长，中华预防医学会儿保分会常委、秘书长兼环境与儿童健康学组组长。

擅长环境污染与儿童健康领域的基础与临床研究。

12. 可以给孩子使用偏方药物吗

有些民间偏方效果确实很好，但给儿童使用偏方，请家长要慎之又慎，特别是民间自制的药粉、药丸或胶囊，如果含有密陀僧、红丹、黄丹、章丹、官粉、宫粉、硫化铅等铅化物成分，可能会导致儿童铅中毒。

有时即使不是给孩子用药，而是给成人外用偏方药物治病，也有可能导致儿童中毒。例如有些哺乳期母亲患有乳腺炎时，会将红丹粉用麻油调制外敷乳房表面进行消炎拔毒，结果导致儿童因妈妈乳头被铅污染而中毒；爷爷用外用偏方药膏涂抹治疗皮肤病，使家庭环境受污染，也会导致儿童铅中毒。

此外，我国有些地方有把铅粉（红丹粉或黄丹粉，实际上是氧化铅粉末）作为婴儿护理用粉，或混入爽身粉、痱子粉中使用的习俗。儿童通常都会有吸吮或啃咬手指的习惯，因此极易造成儿童误食铅粉中毒，故应避免。

（颜崇淮）

13. 孩子盗汗是缺乏什么营养素

大多数孩子出汗属于正常的生理现象，医学上称为"生理性多汗"。但一些疾病，如营养性佝偻病、结核病、低血糖、甲状腺功能亢进症，以及服过量退热药和精神因素等可引起"病理性多汗"，表现为安静时或睡熟以后多汗。与病理性多汗相关的营养素主要为维生素 D、钙和锌。

婴幼儿维生素 D 和钙缺乏经常伴有病理性多汗，多发生于 3 个月至 2 岁。这阶段孩子若缺少户外活动、不常晒太阳，又不及时添加维生素 D 或钙剂，易发生缺钙导致的神经系统兴奋性增高，表现为头部多汗，婴儿常摇头擦枕，严重时出现"枕秃"，伴有夜间睡眠不安、惊啼的现象。

出汗多的孩子容易丢失锌，导致锌缺乏。出汗是人体排锌的渠道之一，汗多的孩子一天可丢失约 1.3 毫克锌。锌是人体重要的必需微量元素，它与儿童的生长发育、免疫功能和性发育等密切相关。婴幼儿缺锌最常见的症状是厌食、异食癖和生长缓慢。病理性多汗的孩子，除了查找病因进行诊治外，可增加一些富含锌的食物，如牡蛎、瘦肉、动物内脏等，也可适当补充锌剂。

（余晓丹）

—— 专家简介 ——

余晓丹

余晓丹，博士生导师，上海儿童医学中心发育行为儿科/儿童保健科主任医师。

上海市微量元素学会临床医学专业委员会副主任委员，中华医学会骨质疏松和骨矿盐疾病分会儿童骨代谢学组组长。

擅长儿童微量营养素的临床和基础研究。

14. 孩子每天补充维生素 D 会中毒吗

维生素 D 缺乏不仅可引起体内钙磷代谢异常，导致生长期骨组织矿化不全，产生以骨骼病变为特征的营养性佝偻病，还与免疫功能异常、心血管疾病、代谢性疾病、自身免疫性疾病、肿瘤等密切相关。处于高速生长发育阶段的婴幼儿，如果缺乏阳光照射且未预防性补充维生素 D 时，极易造成维生素 D 缺乏。

长期临床经验证实，每天补充 400 单位的维生素 D 是安全的，并能有效预防儿童维生素 D 缺乏及佝偻病。1 岁以下婴儿可耐受的维生素 D 最大摄入量为每日 1 000 单位，而 1 岁以上儿童为每日 2 000 单位。每日补充 400 单位的维生素 D 不会引起维生素 D 中毒。

（余晓丹）

15. 什么时候可以给宝宝刷牙

从 0 岁起就应该注意宝宝的口腔卫生，从第一颗乳牙萌出就开始牙齿清洁，从 2 岁起就应该使用儿童专用牙刷，从小做好牙齿保健。

给孩子选牙刷注意要点：①牙刷毛的材料。儿童牙刷宜选尼龙丝毛牙刷，对牙齿的清洁作用及按摩作用均佳，均匀性、弹性好，比较符合儿童的牙齿特性。②牙刷毛的质地。幼儿一般使用偏软性牙刷，不会磨损牙齿和牙龈。③牙刷头的大小。根据孩子的年龄选择不同的大小，牙刷头宜选择椭圆形、椭圆长方形，避免使用尖头形。④牙刷头与刷柄的角度。有角度的牙刷对后牙清洁效果较好，而且省力，一般以 17～20 度为宜。⑤牙刷毛的顶端。每根刷毛的顶部应该是圆钝型的，不能有锐角，购买时可用手来触摸判断；牙刷毛与牙齿接触面宜选凹凸不平的，以利于清洁牙齿之间的残留物质。此外，5 岁以上的孩子也可以选择电动牙刷，电动刷毛可帮助清洁大臼齿。

牙刷使用卫生：①在使用前用温水浸泡 1～2 分钟，使刷毛变得柔软；②牙刷使用后，要用水冲洗刷毛，并将水分尽量甩去，将牙刷头朝上放在漱口杯里；③通常应 1 个月更换一次牙刷，最长不宜超过 3 个月；④对寄宿幼儿园的宝宝，妈妈或幼儿园老师要记得每周对牙刷进行一次彻底的清洗消毒；⑤外出旅行时，一定要帮孩子带好小牙刷，不用宾馆里的一次性牙刷；⑥不要让孩子与他人合用一把牙刷。

（徐　秀）

— 专家简介 —

徐　秀

徐秀，教授、博士生导师，复旦大学附属儿科医院儿童保健科主任医师。

中华医学会儿科学分会发育行为学组副组长，中国营养学会妇幼分会委员，中华预防医学会儿保分会委员。

擅长儿童保健和发育行为的临床和科学研究。

16. 儿童会有心理危机吗

相对于成人来说，儿童更容易受到生活中不良事件的伤害，如果不及时、恰当地处理，将会对儿童身心发展带来不良影响。

这些事件包括遭到躯体虐待或性虐待，被遗弃，被忽视，至亲去世或患有威胁生命的疾病，目睹或经历暴力、交通事故或其他严重事故，被欺负或经历有威胁性的情景，痛苦的医疗体验，经历人为灾祸、自然灾害，亲临或看见恐怖活动，长期生活在住所和经济得不到保障的环境中等。

儿童对创伤性事件可能会出现强烈焦虑和恐惧感，不同年龄的儿童会以不同方式表达恐惧。6 岁以下的儿童往往通过退行性行为表现恐惧和焦虑，常表现为退缩行为和强烈的依赖。可暂时出现"幼稚"行为，如尿床、舔指、要求喂饭、害怕独处或害怕在人群中等。总体而言，很多受创伤的孩子会变得很胆小、黏人、容易受惊、兴趣减退、容易分心、爱哭、爱发脾气、不听话；也有的孩子反而会变得很乖、很懂事，但是晚上会做噩梦、睡不着或尿床。上述行为可在事件刚发生时出现，有的则在过一段时间后才出现。

心理创伤有一个自然的恢复过程，儿童自身也有一定的康复能力，但根据个人情况，应激反应症状的严重程度和持续时间也相差较大。有些儿童症状在 1 周左右减轻，1 月左右明显缓解，以后逐渐恢复正常，而有些儿童则需要更长时间、更深入的帮助。

（张劲松）

—— 专家简介 ——

张劲松

张劲松，主任医师，上海交通大学医学院附属新华医院发育行为儿童保健科、临床心理科主任。

中国心理卫生协会心理治疗与心理咨询专业委员会委员、创伤心理治疗学组副组长，中华医学会儿科学分会委员，上海市心理卫生学会常务理事，上海市医学会精神医学专科分会委员等。

擅长精神障碍与心理卫生，尤其是儿童、青少年的心理发展与心理行为问题的诊治。

17. 如何帮助孩子应对创伤性事件

当孩子遇到有伤害性的应激事件（创伤性事件），身心出现异常时，大人们要保持镇静帮助他们应对。

要正确理解儿童的行为，不要过于担心或惩罚儿童，不要强迫他们去面对已对他们产生惊吓的事物。尽量给儿童安全感，提供能让他们感到舒服的环境，用言语安慰、身体接触，保证孩子的适当营养、睡眠和卫生。让他们与家人或熟悉的人在一起，这给他们提供了最直接的心理安全保障。鼓励孩子表达自己的害怕、痛苦和哀伤，当儿童用游戏、语言、文字表达这些不舒服的感觉时，大人们要耐心听他们表达。进行能帮助孩子表达情感的活动，如演木偶戏等，可以帮助孩子宣泄情绪。鼓励孩子继续常规的活动，尽快回到有规律的家庭生活和幼儿园日常活动中。进行体育活动和集体活动可以宣泄情绪，对缓解紧张和焦虑都很有帮助。用孩子能理解的方式解释事件，学龄前的正常儿童已经有相当的洞察力和理解能力，不要遮遮掩掩、欺骗孩子，这会令孩子更困惑而且产生误解。当孩子所喜爱的人或亲人去世时，要以孩子能理解的方式告诉他。可让他参加适当的告别仪式，但不要用夸张的场面渲染死亡的恐怖。

孩子在积极的支持和保护之下，情绪和行为问题会随着时间而逐渐减少。如果异常行为持续时间长、频繁、严重，应尽早寻求相关专业人员（如儿童精神科医师、儿童心理治疗师、社工师及一些有经验的辅导老师）的帮助。

（张劲松）

18. 如何改善儿童的社交焦虑

儿童的社交焦虑，常由以下几种情况造成：①处于成长中容易怯生的时期，尤其是 1～3 岁时，上幼儿园后就逐渐好转，青春期可能再次出现。②天生敏感，气质特点易退缩、适应性较弱。③很少被带出家门、很少见到家庭以外的人。④经常被教导不要与陌生人接近，令孩子对陌生人过于戒备；家长喜欢说"这孩子很害羞，怕见人"，使宝宝产生抵触情绪。⑤有被取笑、嘲笑的经历，孩子的自尊受到伤害。

当儿童出现社交焦虑时，作为家长应理解孩子，恰当引导。多为孩子创造接触新事物和社会交往的机会，鼓励孩子循序渐进地接受新环境、新知识。有意识地鼓励孩子增强自信。见陌生人之前,提前告诉孩子将要见谁、要做什么。对羞怯、退缩的孩子,家长不要强迫他们马上叫人,不要取笑、指责并与其他孩子比较。家长要做榜样,并创造一个友好亲和的家庭氛围。

(张劲松)

19. 早教就是早点教孩子认字、背唐诗吗

儿童早期教育主要是根据小儿体格和心理发育的特点,通过外界的环境刺激,系统地对儿童各种感觉器官和大脑进行训练。一般面向 0～6 岁的小儿(特别是 3 岁以前)。不论对于正常儿童、高危儿童还是异常儿童,早期教育的目的都是让每个儿童发挥其潜能,成为一个健康、快乐的人。

很多初为父母者,谈起早教可能会困惑,也有一些家长认为早教无非是认字、背唐诗、使用早教机等。然而,这些并不是早教的真正内容。早教的内容主要包括 5 大领域,分别是粗大运动、精细运动、语言、认知和社会交往,每个年龄段有不同的内容设置。现在也有一些专业机构提供专业养育指导。

特别提醒

早教要避免走入误区。早教并不都是将孩子送进早教机构,父母是孩子最好的老师,应当身体力行。早教不是提前"教",要根据孩子心理、体格和可接受程度开展,避免过度超前。以启发、诱导为主,避免直接灌输。多给孩子尝试的机会,大人要避免替代包办。游戏是婴幼儿和学龄前儿童的重要活动,也是儿童获得积极的情绪体验、培养良好个性的主要活动,对运动协调能力培养也有积极意义。

(杨　友)

—— 专家简介 ——

杨　友

杨友,上海儿童医学中心发育行为儿科副主任医师。

上海市医学会儿科专科分会发育行为学组委员,中华预防医学会儿保分会青年委员会秘书。

长期从事发育行为儿科和儿童保健临床一线工作。擅长儿童孤独症谱系障碍的基因-环境交互作用研究。

20. 孩子吃饭"不认真"究竟要不要紧

饮食行为问题是婴幼儿和学龄前儿童常见的一类行为问题，它包括我们常说的挑食、偏食、进食时间过长、家长追逐喂食等。

由于这段时间正是儿童体格发育的重要时期，不良的饮食行为问题可导致儿童营养摄入不足或不均衡，从而影响儿童营养状态和体格生长。此外，饮食行为的形成涉及儿童行为规范管理和亲子互动等环节，这一行为问题不仅有可能造成家长的担忧和焦虑，也可能为今后的行为发展埋下隐患。

因此，不能小看孩子的吃饭问题，应到相关机构积极寻求专业医生的指导，在排除器质性病因之后，根据相应的表现进行行为矫正，父母或祖父母等抚养者也要接受医生的指导和培训，帮助孩子树立良好的饮食行为习惯，为其提供合理的进餐环境，以进一步强化儿童正确的进食行为。

（许　磊）

—— 专家简介 ——

许　磊

许磊，副主任医师，上海市浦东新区妇幼保健所副所长。

擅长疾病预防、儿童保健等公共卫生领域的工作。

▲"浦东妇幼健康"
上海市浦东新区妇幼保健所微信平台

21. 多动症的孩子都会"多动"吗

许多人认为，多动症的孩子都应该是多动的。但实际上有 10%～20% 的多动症儿童并没有活动过多的表现，称为"不多动的多动症"。

这种"不多动"的多动症儿童平时并无明显的多动，看上去还比较文静。他们在上课时没有过多的小动作，老老实实坐在座位上，眼看着黑板，看上去很认真，但实际上他们的注意力分散，思想开小差，对老师讲课的内容全然没有听进去，因而面对老师的提问常常表现出茫然无知。在做作业或复习功课时，长时间将书本摊在桌上，看上去是在做作业，实际上心思根本没有放在作业上，因而作业进度很慢，效率很低，且粗心大意，错误百出，而这些并不是因为不理解或不会做。他们下课时也很少活动，不乱蹦乱跳。

这种多动症较多见于年龄大一点的女孩，性格大多较内向，胆怯、固执、孤僻、不灵活，有时容易被误认为智能落后儿童。

特 别 提 醒

多动症的诊断不能仅看孩子是否有"多动"表现，而应看是否还有注意力不集中、冲动等自控力差的表现，进行综合评估，这样才能避免漏诊。

（徐　通）

—— 专家简介 ——

徐　通

徐通，主任医师、教授、硕士生导师，海军军医大学附属长征医院儿科主任。

中国心理卫生协会儿童心理卫生专业委员会委员，全军儿科专业委员会委员，中华医学会儿科学分会委员等。

擅长儿童心理行为疾病、小儿神经系统疾病的诊治及儿童保健。

22. 孩子为什么会"挤眉弄眼"

日常生活中，我们常可见到有些孩子有"挤眉弄眼"的现象，如果再仔细观察一下，还可以发现这些孩子可能会有点头、吸鼻、歪嘴、耸肩等许多"怪动作"。老师和家长开始认为这些都是孩子的坏习惯，但经批评和教育后，上述表现并没有缓解，反而更加明显了。结果到医院检查后才知道，原来孩子是得了"抽动症"。

抽动症是小儿时期较为常见的一种心理行为疾病，此病主要表现为局部肌肉抽动，开始是头面部肌肉抽动，如眨眼、歪嘴、翘鼻、伸舌、张口等，然后逐渐向身体其他部位发展，出现转头、点头、伸脖、耸肩、挺腹、吸气等。部分患儿还会出现喉中发声，如清嗓、咳嗽声、鼻吸气声、吐痰声、哼声或各种动物叫声等，甚至会说脏话、骂人。这些表现在紧张时加重，放松时减轻，睡眠后消失。症状反复波动，长期不愈，日久则会影响孩子的注意力和记忆力，出现学习困难，造成自卑、抑郁等心理障碍，进一步加重病情。

治疗上，首先要给抽动症患儿一个良好的生活和学习环境，避免各种不良刺激，使患儿保持心态平稳、心情愉快。要给予孩子更多的关爱和鼓励，不要过度提醒，切不可嘲笑和讥讽。同时要进行行为治疗，必要时加以药物治疗，可以获得良好的治疗效果。

（徐　通）

23. 小儿好发脾气怎么办

不少家长发现，自己的孩子经常发脾气，且脾气很大，动不动就大喊大叫、哭闹不止、赖地打滚、骂人打人等，一般劝说无效。

好发脾气的不良习性往往从小事情开始。因此，在孩子刚开始有发脾气的表现或无理要求时，就应及时说服教育，不可无原则迁就，使孩子逐渐养成良好的个性品质。要对孩子的各种要求进行分析，对合理的要求，有条件满足的可以给予满足。但对于无理的要求，坚决不能无原则答应。在孩子发脾气时对其进行说服教育效果往往比较差，应在孩子心情平和下来之后再进行教育，指出不对，使孩子认识自己的错误，改正不良行为。孩子遇到不如意的事时能理性对待，克制自己不发脾气，就应该及时予以表扬或奖励，使他有满足感，几次以后就能够帮助孩子改掉发脾气的不良习性。有的孩子在家易发脾气，但在学校很听老师的话，此时可借助外力，多请老师对孩子进行教育和表扬。

特别提醒

孩子发脾气常常是从小开始的，与家庭教育环境有关。因此，应注意从小开始培养良好性格，对易发脾气的孩子重在教育，并采用多种方法，帮助孩子改掉好发脾气的不良习性。

（徐　通）

24. 小朋友不会讲话是因为"吊舌根"吗

当儿童把嘴巴张开，将舌头翘起时，可以见到舌头和口底之间有一条薄条状组织，这就是舌系带。舌系带俗称"舌根"，舌系带过短被称为"吊舌根"。

语言功能不只受舌系带影响，与大脑、听觉、模仿、学习环境、声带结构等都有关系。大脑发育异常、神经发育障碍性疾病、部分遗传代谢性疾病、语言障碍、听觉障碍等都会引起小朋友不会讲话。除了上述器质性的障碍以外，如果长时间看电视、经常在家、很少和同伴接触，孩子的语言功能也可能会发育延迟。

舌系带过短会影响舌头的活动范围，尤其是在舌头向上翻卷、发卷舌音的时候；也可能会影响吸奶、吞咽等功能。但舌系带正常，而舌头的肌肉较为厚实或神经控制协调机能没那么好时，也会有讲话含糊不清的情形，并不都是舌系带过短引起的。

（徐　琼）

—— 专家简介 ——

徐　琼

徐琼，副主任医师，复旦大学附属儿科医院儿童保健科副主任。

中华医学会儿科学分会发育行为学组委员，上海市医学会儿科专科分会发育行为学组委员。

擅长儿童发育行为问题（如孤独症、阿斯伯格综合征、发育迟缓等）的诊断，儿童生长发育的监测，儿童智能发育评估等。

25. 孩子晚上磨牙是怎么回事

磨牙是儿童常见的睡眠问题之一，以睡眠时研磨牙齿和牙关紧咬为特征，50％的儿童曾经有过磨牙的情况。孩子磨牙目前尚没有明确的病因，可能是许多不同疾病的共同症状。

换牙期孩子的牙齿发育不良可以引起牙齿咬合障碍，颞下颌关节疾病、牙周炎等都可以造成夜间磨牙，需要口腔科医生仔细检查，从而进行相应的治疗。孩子睡前吃得过饱，食物不易消化，睡眠时仍然有大量食物刺激消化道，从而使脑神经处于兴奋状态，也可引起磨牙，因此，晚餐要清淡且不能过量。孩子睡前玩得过于兴奋或过于疲劳，学习太紧张，焦虑不安等，都会使大脑皮质的兴奋和抑制功能失去平衡，使咀嚼肌发生不规则的痉挛或收缩，从而产生夜间磨牙。针对这些情况，应该合理安排孩子的作息，且需要给孩子一个舒适和谐的家庭环境。如果孩子有肠道寄生虫病（如蛔虫），肠道内的毒素刺激神经兴奋，也会产生磨牙。随着生活水平的提高、卫生状况的改善，肠道寄生虫病已经不常见了，需要专业医生明确诊断再行治疗。此外，偏食、挑食使体内营养素不均衡也可能引起夜间磨牙，需要培养孩子良好的饮食习惯，定时定量，均衡饮食。癫痫的小发作或大发作有关的节律性颌关节运动也可以表现为夜间的磨牙。

（张凯峰）

—— 专家简介 ——

张凯峰

张凯峰，复旦大学附属儿科医院儿童保健科副主任医师。擅长儿童早期发育、学习困难、注意缺陷多动障碍、饮食行为等儿童发育行为问题的诊断和治疗。

26. 看"有质量的电视节目"能促进孩子早期发育吗

有教育意义的电视内容对儿童认知发育有积极影响，包括学习能力、想象能力和自我调节能力的提升，但这些受益仅限于 3 岁以上的儿童。对于 3 岁以下的儿童，"有质量的电视节目"则弊多利少。

有研究表明，6 月龄时的屏幕暴露越多，2 岁时认知发育水平及语言得分越低。8～16 月龄儿童每日多看 1 小时电视，其词汇量测试的得分就少 16.99 分。研究还发现，2 岁儿童对屏幕媒介内容的理解能力有限，因为此年龄儿童很难将视频中的内容与真实生活中的对象联系起来。婴幼儿还可能因为在看屏幕时没有看真实场景时的注意力那么集中而导致学习接受能力受限。能够真正看懂电子屏幕的内容是一项非常复杂的任务，需要高度完善的视觉系统、具有"象征"的理解能力和视听觉短时记忆的认知功能和推理活动。这些技能是在儿童不断发育和成长的过程中慢慢积累、逐渐发展成熟的。

看电视使儿童与父母的交流减少，表现为儿童及父母的讲话时间、讲话次数和对话轮换数减少，而这些不仅不利于儿童早期的语言发育，还将影响今后的智力和学业成就。

（章依文）

—— 专家简介 ——

章依文

章依文，主任医师、硕士生导师，上海儿童医学中心发育行为儿科主任。

中华医学会儿科学分会发育行为学组副组长，上海市医学会儿科专科分会发育行为学组组长。

擅长诊治儿童的行为问题、注意缺陷、多动障碍、语言障碍和学习困难等。

27. 如何预防孩子变成小胖墩

对孩子而言，预防肥胖首先要做到均衡饮食。每天对三大营养素——蛋白质、碳水化合物和脂肪，都要控制摄入量，不要无节制地吃。可通过使用多格餐盘来保证食物的多样化和控制孩子的食物摄入量。

除了饮食控制体重，运动也是必不可少的手段，家长要培养孩子的运动爱好，如游泳、慢跑、跳绳等。如果孩子实在没有喜爱的运动项目，家长也要想办法制造机会让孩子"运动"起来，比如不坐电梯、吃完饭带孩子散步等。

此外，也要多给孩子做家务的机会，很多肥胖的孩子都有一个通病——懒。这归咎于家长非常宠溺孩子，诸如洗澡、穿衣、系鞋带等小事也全都由父母代劳。吃得多、动得少，久而久之就会发胖。一旦孩子发胖，动作变得迟缓后就更不愿意动了，由此形成了一个恶性循环。因此，父母一定要多给孩子机会做力所能及的事，让孩子动起来。

（陈津津）

28. 孩子长不高是不是要补钙

孩子身高的增长不仅和钙营养有关，还受很多因素的影响。人的身高70％是由基因决定的，其余30％则是由后天因素决定的，如营养、疾病、睡眠、运动、精神及环境等。

儿童的正常生长需要全面均衡的营养，包括糖类、蛋白质、脂肪、维生素和各种无机盐（如钙、磷、锌、铁、碘等），而不是某一个营养素。这就意味着孩子不能挑食、偏食。当然，钙是骨骼的主要成分之一，平时要注意多摄取钙含量丰富的食品，如乳类和乳制品，可以通过适量补充维生素 D 和增加日照等来促进钙的吸收和代谢，从而保证骨骼的生长。

长期的营养不良、慢性肝肾疾病等最终会影响孩子的身高，尤其要注意会导致矮小症的一些内分泌性疾病，如生长激素缺乏症、先天性甲状腺功能减退症等，因此应定期监测孩子的身高及其增长速率，以便及时发现问题并及早干预。充足的睡眠对身高的增长也十分必要，这是因为和身高增长直接相关的生长激素，其分泌高峰主要在深度睡眠时。此外，适当的运动，特别是弹跳运动可以显著刺激垂体分泌生长激素，促进骨骼生长，使孩子的身高遗传潜力得到最大限度的发挥。

（丁艳华）

29. 是什么导致了孩子的学习障碍

学习障碍是指智力正常的儿童在阅读、书写、拼字、表达、计算等方面存在特殊障碍。这类障碍可能是由于大脑功能发育障碍所致，并非由智力残疾、严重情绪障碍、感觉统合障碍或外部影响因素如文化差异、教育资源缺乏所导致。

目前一般认为，学习障碍是由遗传、环境等因素交互作用，影响了大脑有效、准确地感知或加工言语或非言语信息。学习障碍具有家族遗传倾向，尤其是阅读、计算和拼写学习障碍。阅读障碍儿童的父母阅读障碍发病率高达 45%，双胞胎中同卵双胞胎的发病率明显高于异卵双胞胎。某些染色体病、遗传代谢病也会伴发学习障碍，如部分肌营养不良儿童，常常有阅读和书写功能障碍。

此外，出生前后的不良因素也与学习障碍发生相关。早产、极低出生体重等因素可增加学习障碍风险。出生时并发支气管、肺发育不良，围生期窒息，脑室内出血，脑积水的儿童出现神经发育损害和学习障碍的风险增高。新生儿暂时性低甲状腺素血症、新生儿期抽搐也可能促使学习障碍发生，表现为拼写、计算和视觉记忆障碍。此外，毒素（如铅、多氯联苯）可以损害胎儿大脑的发育，导致学习障碍的风险增高。

（王　瑜）

—— 专家简介 ——

王　瑜

王瑜，硕士生导师、国家二级心理咨询师，上海市儿童医院儿童保健科副主任医师。中华医学会儿科学分会青年委员会委员，上海市医学会儿科专科分会发育行为学组秘书。擅长儿童发育行为相关疾病的诊治和自闭症遗传学基础及发病机制的研究。

30. 孩子尿床该怎么办

遗尿的病因较为复杂，在临床上可以统分为原发性遗尿症和继发性遗尿症。其中原发性遗尿症占大多数，主要原因在于大脑中控制夜间排尿的神经元通路尚未形成，或发育很不成熟。多数孩子在 2～3 岁便可获得夜间排尿控制，而遗尿症患儿超过 5 岁还不能获得。这种排尿神经通路的发育滞后又与遗传有一定的关系。原发性遗尿症也与一些环境因素有关，如婴幼儿早期的排尿训练、是否与大人同床睡觉、家庭气氛紧张或轻松、父母是否重视发展幼儿独立性等。继发性遗尿症病因繁多，例如尿道畸形、尿路感染、糖尿病、尿崩症、脑肿瘤、癫痫以及某些精神疾病，如抑郁症、焦虑症等。

孩子在某些情况下尿床，如果不满 5 岁，不需要立即就诊，家长不妨自己做一些事情来解决这个问题。①不要为此事责骂或体罚孩子，以免加重孩子的心理负担，家长应多鼓励，缓解孩子对此产生的害羞、畏缩等情绪。②调整孩子的饮水习惯，白天可以给孩子多喝点水，晚上少喝水。③情绪上避免太大起伏。白天玩耍不要过于兴奋、疲劳，晚上睡前一小时引导孩子慢慢安静下来，为入睡做准备。④保证充足的睡眠时间。⑤给孩子一定的责任训练，比如让孩子一起清理床铺，告知孩子保持床铺干净是自己的责任等。

特 别 提 醒

如果孩子超过 5 岁仍然遗尿，则可诊断为遗尿症，必须带孩子到医院就诊，查明遗尿的病因，并在各项医学评估的基础上采取针对性的药物治疗、排尿训练、心理行为治疗、报警器治疗等综合治疗手段。

（马　骏）

新｜生｜儿

31. 宝宝刚刚出生，脸上有黄疸该怎么办

新生宝宝的黄疸分为"生理性黄疸"和"病理性黄疸"。

生理性黄疸一般在新生儿出生后 2~3 天开始出现，最先见于面部和巩膜，出生后 4~5 天最明显，足月儿在出生后 10~14 天消退，早产儿生理性黄疸持续时间可稍长些。生理性黄疸的宝宝一般精神反应好，奶量好、吸吮有力。

轻微黄疸可以通过晒太阳退黄。太阳光对宝宝血中的间接胆红素会有变构作用，利于胆红素的排出。可以隔着玻璃窗晒，但需要充分暴露宝贝的皮肤。晒太阳过程中需要注意避免宝宝的眼睛被太阳直射，可以在宝贝睡觉时晒。秋冬季要注意预防着凉或冻伤，可以在关闭门窗、打开空调的房间里进行。要注意轮流暴露不同部位的皮肤。

病理性黄疸出现早、发展快、程度重、消退延迟（持续 14 天以上），或可发现宝宝大便发白，呈白陶土样。一旦有这些情况需要及时带宝宝就诊。及时进行医疗干预，给予照蓝光治疗。蓝光治疗无效者考虑换血，尽快将宝宝体内胆红素水平降低，避免或减少对宝宝大脑的损害。

（周文浩）

—— 专家简介 ——

周文浩

周文浩，主任医师、博士生导师，复旦大学附属儿科医院副院长。

中华医学会儿科学分会新生儿学组副组长，上海生物医学工程学会新生儿医学工程专业委员会主任委员，上海市医学会儿科专科分会新生儿学组组长等。

擅长新生儿脑病、新生儿遗传性疾病的诊治。

32. 宝宝为什么会得新生儿溶血病

新生儿溶血病主要是由于母子 ABO 血型不合引起的，多发生于 O 型血产

妇所生的 A 型或 B 型血的婴儿，也是新生儿病理性黄疸最常见的原因。

O 型血孕妇血液中的抗 A、抗 B 抗体（IgG），可通过胎盘屏障进入胎儿血循环，与胎儿红细胞上的相应抗原相结合，破坏胎儿红细胞，导致溶血发生。当然，也不是所有 O 型血的妈妈所生的宝宝都会发生溶血病，即便发生溶血病，轻重程度也不一样。

当宝宝患有 ABO 血型不合溶血病时，其临床表现主要为黄疸。这是由于红细胞被破坏后产生大量未结合胆红素造成的。黄疸一般在宝宝出生后 24～48 小时出现，3～7 天消退，易被视为生理性黄疸而漏诊。如果红细胞大量被破坏，有的宝宝便会出现贫血；极少数严重者，也有发生肝脾肿大和胆红素脑病的可能。应给予密切观察和评估，以免发生严重后遗症。

（周文浩）

33. 先天性甲状腺功能减退症可怕吗

先天性甲状腺功能减退症是较为常见的遗传性疾病，如果在新生儿期能够早期诊断并给予及时治疗，这个病并不可怕。先天性甲状腺功能减退主要由甲状腺发育异常导致。甲状腺主要的功能是分泌甲状腺激素，对孩子的生长发育起着极为重要的作用。甲状腺发育异常可导致甲状腺激素分泌不足。得病的新生儿在刚出生时并没有明显的症状，有的仅仅表现为黄疸消退延迟或者平时过分安静、不够活跃。随着年龄的增长，患儿的症状逐渐明显，主要表现为生长发育的迟缓和智能发育的滞后。早期接受治疗的孩子智商可达到正常。因此，越早开始治疗，疾病对孩子的不良影响越小。等孩子出现症状后再治疗，为时已晚。

我国已在全国范围内全面推广新生儿先天性甲状腺功能减退症、苯丙酮尿症等疾病的筛查，旨在帮助医生早期识别可能患病的新生儿。上海市在 1999 年开始实行"绿色通道"标本传递系统，帮助诊断为先天性甲状腺功能减退症的孩子能在出生后 2 周内得到治疗。新生儿先天性甲状腺功能减退症筛查就是在新生儿出生后 2～3 天采集足底血液做检验。检查结果若为可疑阳性并不意味着孩子一定得了这个病。应该尽快去医院做进一步的甲状腺功能相关检查。若确诊，则应接受药物治疗。除暂时性甲状腺功能减退外，患儿均需终身接受药物治疗。

（周文浩）

34. 患有梅毒的母亲经治疗后，所生的宝宝一定会得梅毒吗

在新生儿病房经常见到一些母亲为梅毒患者的宝宝，许多家长不理解，为什么这些孩子生下来就要住院。

先天性梅毒是梅毒螺旋体由母体经胎盘进入胎儿体内而发生感染的疾病，这类疾病的发生情况受母体感染情况和治疗程度共同影响。孕妇感染梅毒后如未经治疗，可导致自发性流产、死胎或新生儿围产期死亡等。

孕妇经过正规青霉素驱梅治疗后，可预防98％的先天性梅毒的发生。因此，目前上海市规定，凡孕妇是梅毒患者的，无论接受过治疗与否，分娩后孩子均需送往指定医院进行梅毒相关排查。因并非所有孩子都会患先天性梅毒，故需入院后进行梅毒感染的相关免疫学指标检查，结合其母亲相关治疗史及梅毒滴度检查，从而确定患儿是否为先天性梅毒及后续治疗方案。

梅毒主要通过血液传播、垂直传播和性接触传播。对于新生儿，垂直传播最常见。家长最关心的应该是梅毒是否会通过间接接触传播。首先，梅毒的病原体是一种非常脆弱的"细菌"，在离体的环境中很快就死亡了，也就是说，人体外几乎不存在活着的梅毒螺旋体；此外，人体体表有一层很好的防御屏障——皮肤，能够阻挡梅毒螺旋体进入。因此，经过间接接触感染梅毒的可能性较小。

小朋友黏膜较成人薄，屏障功能较差，因此感染梅毒的亲人应该避免与宝宝有咀嚼喂食、舌头舔舐食物测试温度等密切接触，以免传染。

（周文浩）

35. 如何判断宝宝患了脐炎

新生儿脐炎是由于断脐时或出生后处理不当而被金黄色葡萄球菌、大肠杆菌或溶血性链球菌等感染脐部所致，轻者仅限于局部症状，重者因细菌侵入腹壁、进入血液可引起败血症、破伤风等并发症。

判断宝宝是否患了脐炎，可以遵循以下"三步法"：①注意观察宝宝的脐带根部有无发红，脐带脱落后的伤口是否愈合，脐窝有无湿润、流水，这些往往是脐炎的最早表现。②观察脐部周围皮肤有无红肿，脐窝有无脓性分泌物，有无异味，必要时应尽早就医。③一旦发现宝宝除了以上脐部局部感染的表现外，还有

发热、不吃奶、精神萎靡或烦躁不安的表现，家长应提高警惕，这提示宝宝很可能已经出现了全身中毒症状，应立即就医，以免发生严重后果。

无论使用哪一种预防方法，最重要的都是保持脐部干燥清洁，在脐带刚刚断落的前几天，可以适当用碘酒局部消毒，必要时选用抗生素治疗。勤换尿布，防止尿液污染脐部。另外，还应每日及时为宝宝更换贴身衣物，有汗液或排泄物后也应及时更换衣物。

（周文浩）

36. 宝宝脸上为什么突然出现了许多小疱

新生儿期最常见的几种皮肤疾病包括：汗疱疹、新生儿痤疮、粟丘疹、毒性红斑和湿疹等，家长在不确定皮疹种类时不要自行给予药物涂抹，应尽早咨询皮肤科医生。

汗疱疹就是俗称的"痱子"，多因天气湿热引起，是透明细小的小水疱，多分布在前额、胸背部以及手臂屈曲的皮肤皱褶处，水疱消失后，可能留下细小鳞屑。宝宝出了"痱子"，只要保持凉爽即可。如果是脓痱，可外用抗生素涂抹，例如红霉素软膏。

新生儿痤疮多在出生后 3～4 周发病，持续 3～4 个月，部分宝宝在出生后就会表现出来。表现为额头、鼻子、脸颊部基底红晕的白头脓疱，严重时会播散到躯干部。痤疮若不痛不痒，对孩子没什么影响，持续 3～4 个月多会自行消退，不会留疤。新生儿痤疮一般不需要治疗，每天清水洗脸就行，不要使用其他洗剂或油剂。若非常严重，要及时去皮肤科就诊。

新生儿粟丘疹好发在前额、面颊和下颌，表现为细小的白色丘疹，没有红晕基底，是真皮上部的浅表性上皮囊肿。粟丘疹多在数周内消退，对孩子没什么影响，无需治疗。

50％～70％的足月儿会有新生儿毒性红斑，多在出生后 2～3 天发生，也有孩子在出生后就出现。表现为指甲大小的红色斑疹，上面有小的水疱或者脓疱，多发生在胸背部、四肢近端、面部，不累及手心和脚心。多持续 5～7 天，对孩子没什么影响，无需处理。

新生儿湿疹病因复杂，是由先天遗传因素和后天生活方式、环境因素等造成的，如宝宝是过敏体质或父母有过敏史，会增加患湿疹的风险。湿疹急性期表现为在红斑、水肿的基础上有粟粒大丘疹、水疱、糜烂及渗出等。有瘙痒不适、反复发作等特点，严重影响宝宝的饮食、睡眠，甚至影响生长发育，给家长带来困扰。家长应从孩子的饮食、衣物、洗浴护肤等多方面做好预防及护理，保证宝宝有充足的睡眠和适当的户外运动，以增强免疫力。若湿疹严重并反复发生，应尽早去皮肤科就诊。

（张拥军）

—— 专家简介 ——

张拥军

张拥军，上海交通大学医学院附属新华医院新生儿科主任医师、教授、博士生导师。

中国医师协会儿科医师分会委员，中华医学会儿科学分会新生儿学组委员，上海市医学会儿科专科分会常委。

37. 什么是呼吸暂停，应如何治疗

呼吸暂停是指新生儿在一段时间内没有了呼吸运动。如果新生儿呼吸停止的时间大于 20 秒或呼吸停止时间在 15 秒以上，同时伴有心率降低（小于 100 次/分）或出现发绀、血氧饱和度下降和肌张力低下，称为呼吸暂停，可引起脑缺氧损伤，甚至猝死。

呼吸暂停分为原发性和继发性两类。原发性呼吸暂停多见于早产儿，无明显引起呼吸暂停的相关疾病，发病机制还不明确，可能与早产儿呼吸中枢发育不成熟有关；引起继发性呼吸暂停的原因很多，包括肺部感染、败血症、缺氧缺血性脑病、低血糖、胃食管反流、先天性喉喘鸣等。

新生儿容易在睡眠、哭闹和哺乳时出现呼吸暂停，当出现呼吸暂停时，需要马上进行急救治疗。方法包括：①体位护理。采取平卧或仰卧位，保持新生儿气道畅通，呼吸稳定。②喂养护理。根据新生儿的吮吸力，采取适当的喂养方式。③抚触护理。经常抚触新生儿的头部、胸部、背部和腹部等，提高呼吸系统功能。④家庭护理。家长学习新生儿护理的基本知识和技巧，可有效降低呼吸暂停发生率。⑤医学治疗。经鼻进行持续气道正压通气的氧气疗法，使用氨茶碱、纳洛酮等兴奋呼吸中枢的药物治疗等。以上治疗需遵医嘱。

（张拥军）

38. 何为吸入性肺炎，胎粪吸入综合征严重吗

新生儿在分娩时吸入羊水、胎粪，出生后在喂养过程中吸入奶汁，或因为胃、食管功能发育不全导致胃内容物反流，被吸入呼吸道，引起肺部炎症，均称为吸入性肺炎。其中以胎粪吸入最为严重。

胎粪吸入综合征也叫胎粪吸入性肺炎，由于胎儿在宫内或产时吸入混有胎粪的羊水而导致，以呼吸道机械性阻塞及化学性炎症为主要病理特征，以出生后出现呼吸窘迫为主要表现，多见于足月儿或过期产儿。

根据羊水胎粪污染程度及吸入量的不同，胎粪吸入患儿的临床表现轻重也不一，早期主要为呼吸系统表现，出现呼吸急促、发绀、鼻翼扇动和吸气性三凹征等；严重的患儿可并发持续肺动脉高压、红细胞增多症、颅内出血、多器官功能障碍等，甚至死亡。

目前，胎粪吸入综合征尚没有有效的预防措施，一旦在产程中发现羊水出现胎粪污染，应尽快配合医生进行积极的评估和治疗，必要时需做气管插管及进一步的住院监测和治疗。

（张拥军）

39. 出生时窒息，会影响宝宝以后的发育吗

窒息是指宝宝在分娩时或产后发生呼吸停止，造成机体缺氧的一种情况。长时间严重的缺氧可导致新生儿缺氧缺血性脑病的发生。

新生儿缺氧缺血性脑病分为轻度、中度、重度。轻度缺氧缺血性脑病患儿症状在 3 天内消失，预后好；中度缺氧缺血性脑病患儿症状在 2 周内消失，可能有后遗症；重度缺氧缺血性脑病患儿可能会在数天至数周内死亡，症状可持续数周，病死率高，存活者多有后遗症。

婴幼儿的大脑具有很强的可塑性，3 岁内是中枢神经系统发育最迅速、代偿能力最好的时期，在这一阶段提供良好的刺激，有助于新生儿缺氧缺血性脑病的宝宝后期脑功能的康复，降低后遗症的发生率，改善智力。

患儿出院后长期生活在家庭环境中，家庭干预非常重要。在正确喂养、疾病预防等婴幼儿保健措施及康复治疗基础上，非常强调对缺氧缺血性脑病新生儿进行动作、语言、认知能力、个人-社会交往等方面的训练。应以积极的心态，按

照小儿运动、智力发育进程对宝宝进行训练，强调亲子游戏；并定期到医院给宝宝进行生长发育、营养状况和神经运动检查，及时对异常情况进行相应处理。

对于准爸爸妈妈来说，最重要的就是预防。这里要提醒各位准爸妈加强产前检查以及对胎儿的监护，如果出现胎动减少、胎心减弱等情况，一定要及时就诊！

（张拥军）

40. 为什么新生儿会有颅内出血

颅内出血是新生儿期的常见疾病，与宝宝自身的解剖生理特点和多种围产期高危因素有关。产生颅内出血的主要原因有：①窒息。如宫内窘迫、脐带绕颈、胎盘早剥、产程延长等引起的新生儿窒息，导致新生儿缺氧缺血，造成酸中毒，血管壁通透性增加，引起出血，早产的宝宝更为常见。②产伤。胎儿胎头过大、产道过小、头盆不称、臀位产、产道阻力过大、急产、产钳或吸引器助产等造成胎儿头部受挤压牵拉。③发育不成熟。如新生儿先天性血管畸形或全身出血性疾病等。④医源性因素。早产宝宝在重症监护病房中，因为各种抢救需要快速输注高渗液体、呼吸机治疗参数过高等，可使血压急剧上升导致脑血流变化，引起颅内出血。

有些家长听到颅内出血就会特别紧张，担心孩子的预后。其实颅内出血关键看出血部位、出血量及有无进展。根据出血部位，可分为硬膜下出血、蛛网膜下腔出血、硬膜外出血、小脑出血、脑室周围-脑室内出血、脑实质出血。有些脑室外的少量出血，症状较轻，恢复也较好，但有些发生在脑室内或脑实质的出血（也不排除脑室外），特别是出血量大或继续进展，常伴随一些合并症，病情危重，往往预后不良，需引起重视。

预防新生儿颅内出血尤为重要。首先，要减少早产，尽可能增加早产儿的孕周是降低颅内出血发生率的重要环节。其次，围产期要有恰当的医疗和护理措施，使新生儿保持良好的心功能和血液循环，护理方面，动作应轻柔，以免新生儿剧烈哭闹。

（张拥军）

41. 宝宝脑积水是怎么回事，可以治疗吗

脑积水是影响宝宝大脑发育的常见先天异常之一。

当宝宝还在妈妈肚子里未成形的时候,宝宝的大脑以管状结构开始逐渐生长。从妈妈怀孕第 6 周开始,宝宝的大脑就会产生脑脊液了。宝宝刚出生的 28 天内,每天可产生 300～500 毫升脑脊液。如果我们把脑脊液循环的通路比作"水渠",一旦"水渠"的形状没长好或因为生病导致异常阻塞,"水"流不出去,就会在脑室系统内积压,原本不该装"水"的"池塘"开始变大,引起脑组织挤压、变薄或拉伸,这种情况就称为脑积水。目前认为,脑积水与先天畸形等有关,部分染色体异常和基因突变也可引起脑积水。

当前先天性脑积水已可用产前超声来检测。最常用的指标是可识别情况下的横向脑室宽度。若发现感染、染色体异常和严重的多发畸形,胎儿预后不良的可能性很大;妊娠 32 周之前发生脑积水和脑膜变薄的胎儿可能有不可逆转脑损伤,可根据家庭意愿选择终止妊娠等提前干预手段。剖宫产是脑积水胎儿的首选分娩方式,其次是在出生后即实施脑积水分流术,常见的并发症以感染多见,也可能造成预后不良的脑损伤,术前需权衡分流益处,手术需在具备丰富手术经验的治疗中心开展。

(张拥军)

42. 早产的孩子有必要接受视网膜病变筛查吗

早产儿视网膜病变是孕 36 周以下的早产儿容易发生的一种视网膜病变,多见于出生体重低于 1 500 克、因呼吸困难接受过较长时间氧疗者。由于早产儿未发育成熟的视网膜血管对氧极为敏感,高浓度的氧可使视网膜血管收缩,引起视网膜缺氧。

由于新生儿及小婴儿不能表达自己是不是看得见、看得清,早期筛查尤为重要。2004 年我国颁布《早产儿治疗用氧和视网膜病变防治指南》后,我国各医院逐渐规范用氧治疗,并通过眼底筛查及早发现疾病,对患病的宝宝尽早给予激光治疗及围手术期监护。

有些家长担心宝宝在接受检查时,开睑器及散瞳药物的使用会带来疼痛和不适。其实,先进筛查仪器及表面麻醉剂的使用,已很大程度地减少了眼部的不适。我国眼病的筛查已普及至正常新生儿,如果您的宝宝是早产儿,建议接受眼底筛查,如发现视网膜病变,尽早去具备治疗条件的医院接受治疗。

(周文浩)

43. 早产宝宝出生后早期如何母乳喂养

早产宝宝生下来会被马上送到新生儿科的暖箱中，不像其他足月宝宝生下来就和妈妈在一起，吸吮乳汁。新生儿科医生的建议是：妈妈在家每隔 3 小时左右，用吸奶器吸奶，保持母乳的分泌，将每次吸出来的乳汁分别放在集奶袋中；爸爸把家里的冰箱打扫干净，腾出专门的空间，冷藏新鲜的母乳，每天早晚两次将新鲜的母乳装入小冰桶，送到医院给宝宝吃。但是早产宝宝不像足月的宝宝可以单靠母乳中的营养，对于一些营养素的缺乏，可在母乳中添加母乳强化剂，给早产宝宝充足的蛋白质、无机盐和多种维生素的供应。

对早产宝宝来说，母乳不仅能提供能量，更能给宝宝提供免疫力，帮助早产宝宝远离败血症、坏死性小肠结肠炎等。因此，对早产宝宝来说，母乳也是确保顺利生长发育的良药。

（龚小慧）

— 专家简介 —

龚小慧

龚小慧，主任医师，上海市儿童医院新生儿科副主任。上海市医学会围产医学专科分会委员。熟练掌握新生儿危重症抢救治疗技术，擅长危重新生儿呼吸支持治疗、重症感染防控。

44. 早产宝宝出院后如何喂养

早产宝宝出院后需 1～2 周复诊一次。如果检查正常，可以 1 个月复查一次，检查的重点是营养发育、神经系统发育。并要求每周体重增长大于 200 克，如达不到要求，需及时复查，并寻找原因。

宝宝回到家，按需哺乳时，妈妈会担心宝宝吃得是否够。可以观察宝宝尿量的情况，每隔 3 小时左右会有小便。当宝宝体重稳步增长后，就不用担心这个问题了。

纯母乳喂养的早产宝宝，还要记得强化维生素、铁剂。早产宝宝在前 3 个月，维生素 D 要强化到每天 800 单位，比足月宝宝多一倍。3 个月以后，减少到每天 400 单位。出院时备好预防贫血的铁剂，按照医嘱服用。

（龚小慧）

45. 新生宝宝脐部出血怎么办

脐带在出生后1～2周会自然脱落，一般其残端先变黑、变硬，然后从根蒂部脱落，脐部收干。应先观察2天，并注意出血是暗红色还是淡红色、血量多少、持续出血还是新近2日出血等细节。造成脐部活动性出血的常见原因有：①用酒精消毒造成了脐血管扩张，残端渗血，未使用干棉签吸掉多余水分，引起血水一起流出；②纯母乳喂养宝宝维生素K缺乏，导致凝血障碍而脐出血；③脐部没有保持干燥、透气，若用护脐带或者尿布覆盖脐部，会导致汗液、尿布水气混合脐血管残端的少量血块，溶解成暗红色血液样物质。建议就近至医院外科诊断处理，保持脐部干燥，除了每天常规用碘剂消毒外，应在洗澡、碰水后酌情增加消毒次数，防止体表局部细菌经脐带残端侵入血液循环而使感染扩散到全身。

（李　菁）

—— 专家简介 ——

李　菁

李菁，上海儿童医学中心新生儿科主任医师。

上海市医学会围产医学专科分会第八届青年委员会副主任委员，中国医师协会新生儿科医师分会早产儿专家委员会委员，上海市优生优育科学协会委员。

擅长新生儿营养、胃肠消化和肝病诊治及母乳喂养方面研究工作。

呼｜吸｜系｜统

46. 孩子感冒了到底要不要用抗生素

一些家长在孩子稍有点咳嗽、流清鼻涕时，就凭经验赶紧给孩子服用抗生素。

然而对于感冒来说，如果是病毒感染引起，用抗生素是无效的，而且抗生素并不能缩短感冒病程，也不能预防继发的细菌感染。《中国儿童普通感冒规范诊治专家共识(2013)》中明确提出，普通感冒具有相当的自限性，症状较轻者无需药物治疗，症状明显影响日常生活者则需服药，以对症治疗为主，并适当卧床休息，多饮水、清淡饮食，避免继发细菌感染等。

婴幼儿抵抗力较差，病毒感染引起的感冒在之后可能会合并细菌感染，使症状加重。医生一般通过血常规、C反应蛋白等检查了解孩子病情，初步判断感冒的病因，如果检查提示有细菌感染的依据，医生会根据临床经验使用抗生素治疗。当然，使用抗生素并非都是输液，一般可以先口服。

（卢燕鸣）

—— 专家简介 ——

卢燕鸣

卢燕鸣，副主任医师、硕士研究生导师，上海交通大学医学院附属仁济医院儿科行政副主任、南院儿科主任。

中华医学会变态反应学分会青年委员，中华医学会儿科学分会免疫学组委员，上海市医学会儿科专科分会委员，上海市医学会变态反应专科分会青年委员会副主任委员等。

擅长儿童呼吸道疾病、过敏性疾病的诊治和研究工作。

47. 抗生素是不是越贵越好

有些家长会认为，新的、贵的抗生素比便宜的好，不良反应少、药效快，为了让孩子病好得快些，常常点名要进口药、新药。

其实，各种抗生素有不同的抗菌谱，能够杀灭不同种类的细菌及病原体，即使有相同抗菌谱的药物，对病原菌的杀灭作用及在人体内的代谢也存在差异。例如红霉素，这是一种很老的抗菌药物，价格非常便宜，对支原体、军团菌等感染具有很好的疗效，而价格非常高的三、四代头孢和碳青霉烯类效果反而不如它。再以头孢菌素为例，对于革兰阴性杆菌感染引起的重症感染（如术后感染、严重肺部感染等），三代头孢菌素的抗菌作用明显超过一代和二代；但对于革兰阳性菌感染引起的轻中度呼吸道、皮肤及软组织感染等，三代头孢菌素的疗效却不及一代和二代。

因此，应用抗生素并不是越贵越好，药品并不是"便宜没好货，好货不便宜"，只要用之合理得当，几元钱的药物也能起到很好的疗效，否则非但起不到应有的治疗效果及减少不良反应，反而会导致滥用抗生素的现象愈演愈烈。这不仅是对医疗资源的巨大浪费，更会造成儿科耐药菌株水平的迅速上升，给儿童的健康带来隐患。

（卢燕鸣）

48. 如何判断宝宝可能患了肺炎

宝宝感冒的症状一般比较轻，有流涕、打喷嚏、咳嗽、发热等，且精神状态一般较好，基本不影响食欲，病程 3～5 天，一般不超过 1 周。而肺炎除了感冒的一些症状外，还有精神不振，咳嗽加深、加重，食欲显著下降，发热时间长，体温持续不退，呼吸加快甚至呼吸急促、呼吸困难，病程常超过 1 周。此时，家长就应该考虑可能是肺炎。数呼吸是判断孩子呼吸是否增快的好办法，在平静状态下数孩子 1 分钟的呼吸次数，2 个月以下的孩子呼吸次数≥60 次/分、2～12 个月的孩子呼吸次数≥50 次/分、1～5 岁的孩子呼吸次数≥40 次/分，均可视为呼吸增快。

预防小儿肺炎，应增强体质、加强营养、提高机体免疫力；房间应经常开窗通风，空气质量好时增加户外运动，多晒太阳；避免带孩子去人多、空气流通不佳的地方活动；密切照顾幼儿的家属感冒时应减少接触幼儿，或者佩戴口罩；改变一些老旧观念，小儿穿衣不宜过厚，婴儿不宜包裹过厚过紧。年幼、抵抗力弱的孩子还可以接种肺炎疫苗，或者接受中医辨证调理。

（杨子珍）

—— 专家简介 ——

杨子珍

杨子珍，主任医师、硕士生导师，上海中医药大学附属普陀医院儿科主任。

　　上海市医学会儿科专科分会委员，上海市医师协会儿科医师分会委员等。

　　擅长儿童支气管哮喘、肺炎、支气管炎、慢性咳嗽、胃炎、消化性溃疡等的诊治；在儿童心理疾病诊疗、儿童保健方面有较高的造诣。

49.　宝宝得了毛细支气管炎一定要住院治疗吗

　　毛细支气管炎是一种婴幼儿较常见的下呼吸道感染，发生于 2 岁以下小儿，更多见于 1～6 个月的婴儿。如果宝宝在感冒流涕症状后 2～3 天出现持续性干咳和阵发性喘憋等症状，就有可能是毛细支气管炎。患毛细支气管炎的早产儿、3 个月以下宝宝，如果得不到及时治疗，会导致严重后果。毛细支气管炎多由呼吸道合胞病毒等感染引起，一般不需要使用头孢菌素或青霉素类抗生素，在怀疑有继发细菌感染的情况下，医生才会适当使用。如果宝宝病情轻，精神较好，口唇颜色正常，喘憋症状轻而且持续时间短，医生会采取对症治疗措施，可以不住院治疗；如果宝宝病情重，呼吸急促，点头样呼吸，有阵发性喘憋不易缓解，口唇明显青紫，痰多易堵造成窒息时，容易合并心力衰竭、呼吸衰竭，需要马上住院治疗。有的宝宝是过敏体质，如患过湿疹、亲属中有过敏性疾病史，可能在患过一次毛细支气管炎后咳喘反复发作，建议坚持雾化吸入治疗。如果咳喘反复发作超过 3 次，就要考虑有可能是支气管哮喘，应该及时去医院就诊，接受正规治疗。

（杨子珍）

50.　结核病就是肺痨吗

　　结核病就是俗称的"肺痨"，它的罪魁祸首是结核杆菌。结核杆菌是一种生长缓慢可分数型的需氧菌，对人有致病力的主要是人型，其次是牛型，在室内阴暗潮湿环境下能存活半年。可由呼吸道飞沫传播，某些情况下可由消化道侵入。当结核杆菌进入人体后，即发生结核杆菌感染，但并不一定发病，这时体内的结核杆菌就像一个不定时的炸弹，在我们抵抗力下降时可能导致结核病。由于经呼吸道感染结核杆菌的情况较多，发病时也以呼吸道的结核病多见，如我们常说的肺结核。其实肺结核只是统称，细分的话，在儿童期可有原发性肺结核，表现为原发综合征、支气管淋巴结结核、支气管结核、干酪性肺炎和结核性胸膜炎等，经血行播散可发生粟粒性肺结核等。结核病也可发生在肺外，如结核性脑膜炎、腹腔结核病、淋巴结结核、生殖系统结核病、结核性心包炎和骨关节结核等，少见的还有眼部结核、皮肤结核、中耳结核等。

（俞　君）

—— 专家简介 ——

俞　君

俞君，主任医师，上海市奉贤区中心医院儿科主任。中国医师协会儿科医师分会委员，上海市医师协会儿科医师分会委员，上海市医学会儿科专科分会委员，上海市儿科临床质量控制中心专家组成员等。

51. 现在宝宝还有必要接种卡介苗吗

在结核杆菌感染危险性高的国家或地区，为防止儿童结核病的发生及减少结核病的死亡，早期接种卡介苗可起到很大作用。我国的计划免疫工作中一直致力于提高卡介苗的覆盖率及接种质量，目前我国婴幼儿卡介苗接种率已经上升为 95％，卡介苗接种已经成为我国结核病控制的一个重要组成部分。

卡介苗问世已有 80 余年，是目前唯一可用的结核疫苗。在我国，卡介苗接种被称为"出生第一针"。世界卫生组织（WHO）针对儿童结核病的观察研究认为，卡介苗在减少原发性结核病、结核性脑膜炎、粟粒性结核病等方面效果显著；接种卡介苗预防结核性脑膜炎和播散性结核病的平均有效率为 86％，预防结核相关死亡的有效率为 65％，预防结核性脑膜炎死亡的有效率为 64％，预防播散性结核死亡的有效率为 78％。由此看出，目前结核病防控形势严峻，宝宝接种卡介苗是非常必要的。

（俞　君）

52. 儿童慢性咳嗽的原因有哪些

儿童慢性咳嗽持续咳嗽时间大于 4 周，咳嗽是主要或者唯一的表现，胸片检查无明显异常。

儿童慢性咳嗽有以下几种常见原因：①咳嗽变异型哮喘。这是 3 岁以上儿童慢性咳嗽的最常见原因，咳嗽常在运动、夜间和凌晨加重，干咳、无喘息；儿童本人或父母、祖父母、表/姑亲属中有过敏性疾病史。②呼吸道感染后。这是 3 岁以下儿童慢性咳嗽的主要原因，因该年龄段的儿童免疫力低、机体抵抗力差，容易反复呼吸道感染，往往体温退后久咳不愈。③上气道咳嗽综合征（UACS）。

在 3～6 岁孩子中多见，与鼻咽部慢性炎症、息肉及腺体肥大、病菌感染有关，咳嗽特点以晨起为主，伴有鼻塞、流涕等，持续时间大于 4 周。④胃食管反流性咳嗽。表现为睡眠时阵发性咳嗽，进食后咳嗽加剧，因胃酸、奶液及胃内未消化食物反复少量吸入气道，长期刺激呼吸道引起慢性咳嗽。⑤习惯性咳嗽。多见于年龄稍大的儿童，白天咳嗽为主，当专注于某件事情或睡眠后，咳嗽消失。⑥心因性咳嗽。较少，见于学龄期和青春期儿童。

慢性咳嗽的病因诊断并非由自己对号入座，需要医生根据严谨的标准做出正确诊断。有了正确的诊断，才能"对症下药，药到病除"。

（徐决平）

—— 专家简介 ——

徐决平

徐决平，上海交通大学医学院附属新华医院崇明分院儿内科主任医师。

中国医师协会儿科医师分会委员，上海市医师协会儿科医师分会委员，上海市医学会儿科专科分会委员等。

53. 孩子慢性咳嗽就诊时，家长应如何配合

孩子咳嗽看病时，家长向医生提供详细的病史，这是配合医生尽早正确诊断疾病非常重要的前提。对长时间咳嗽的孩子，几乎每个医生都会问到过敏史，家长在日常生活中要做个有心人，注意观察孩子的过敏情况，如婴幼儿阶段是否有过面部、头皮或者躯干皮肤湿疹，孩子成长过程中是否有食用牛奶、鸡蛋清、花生、海鲜等湿疹加重或一吃这些东西就出现呕吐、腹痛、腹泻等。这些情况都有利于医生对孩子的疾病做出正确判断。

另外就是家族史，不仅是父、母亲，还包括父母的兄弟姐妹、祖/外祖父母三代以内的家族过敏史。此外，还有一些其他情况，比如：咳嗽之初是否有发热；孩子是否有过进食瓜子、花生等食物时发生呛咳；咳嗽是干咳还是有痰的；进食后咳嗽有无加重；白天和晚上的咳嗽有无区别；有没有气喘；本次生病之前有没有类似疾病史，是否有反复发作，每次发作有什么特点，最严重时是什么状况；咳嗽后用了哪些药物治疗，治疗后的效果如何；等等。这些信息对诊断是很重要的，综合在一起可以帮助医生尽快为孩子做出诊断。

（徐决平）

54. 儿童先天性喉喘鸣，补钙能治好吗

孩子出生不久出现的喘鸣音,称之为先天性喉喘鸣,这是由于会厌卷曲或喉组织软弱所引起的,临床也称为"先天性喉软骨软化"。喉组织软弱和母亲妊娠期营养不良、胎儿体内的钙和其他电解质缺少或不平衡有关,部分也可能与后天喂养不当有关。

由下面的图我们可以知道,喉部组织软化松弛,吸气时喉部组织塌陷,使喉腔变小,会厌呈卷曲状,喉入口处呈狭长裂缝,两侧杓会厌皱襞互相接近和颤动,就会发出震颤声、"咝咝"声。

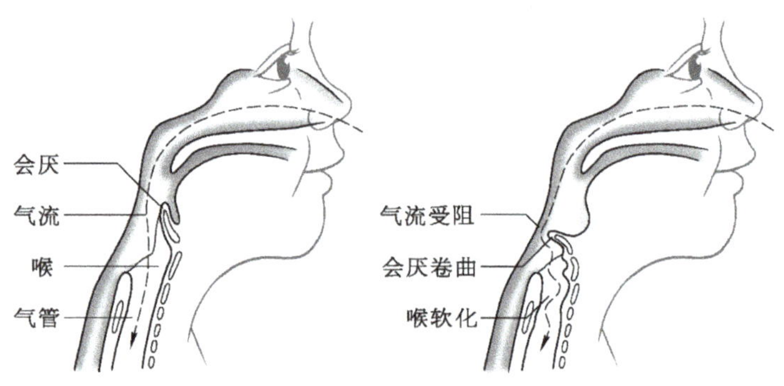

▲ 先天性喉喘鸣发病机制

患有先天性喉喘鸣的孩子除了呼吸有异常声响和喉鸣外,还会伴有喉间、气管发出的痰音,严重者还会存在吸气性呼吸困难,出现所谓的"三凹征"(吸气时肋骨以及胸骨上下出现凹陷)表现,更严重的还可能有呼吸暂停以及发绀。

大部分病例以轻症表现为主,患儿可照常哺乳、按正常顺序添加辅食,发育和营养不会受到明显影响,一般至2～3岁常能自愈。如果母亲饮食缺钙或孕期有四肢酸麻情况,宜早给患儿及其母亲足量的钙及维生素 D,并适当增加晒太阳时间。切勿盲目超量或超疗程地补钙及维生素 D。部分严重的喉喘鸣病例,需要外科干预或在呼吸内镜下进行激光治疗。

（殷　勇）

—— 专家简介 ——

殷　勇

殷勇,硕士研究生导师,上海儿童医学中心呼吸科主任、儿童睡眠障碍诊治

中心副主任。

中华医学会儿科学分会呼吸学组儿科精准医学协作组、儿科少见疑难病协作组副组长，中国研究型医院学会儿科分会委员，上海市医学会变态反应专科分会、儿科专科分会委员等。

55. 儿童气道呛入花生，拍背能拍出来吗

儿童气道异物是儿科最常见、最危险的急症之一。如果气道异物能早期诊断、及时取出，那么孩子会很快恢复；如果气道异物在体内停留时间过长，则可出现肺不张、反复难愈的肺炎、肺气肿、纵隔气肿、气胸等并发症。如果吸入的异物阻塞在大的气道(声门处、气管等)，则会引起窒息死亡。家长的预防意识及孩子异物呛入后的院前急救是非常重要的。避免 5 岁以下儿童接触或食用坚果类、果冻类食物及易放入口腔的玩具小零件、小纽扣等物体，避免在孩子进食时逗玩，让孩子集中注意力进行吞咽。

一旦出现异物吸入，对大于 1 岁的幼儿，可以通过经典的"海姆利希手法"进行院前急救。具体方法是：救助者站在患儿身后，从背后抱住其腹部，双臂围环其腰腹部，一手握拳，拳心向内按压于患儿的肚脐和肋骨之间的部位；另一手捂按在拳头之上，双手急速用力向里向上挤压，反复实施，直至阻塞物吐出。

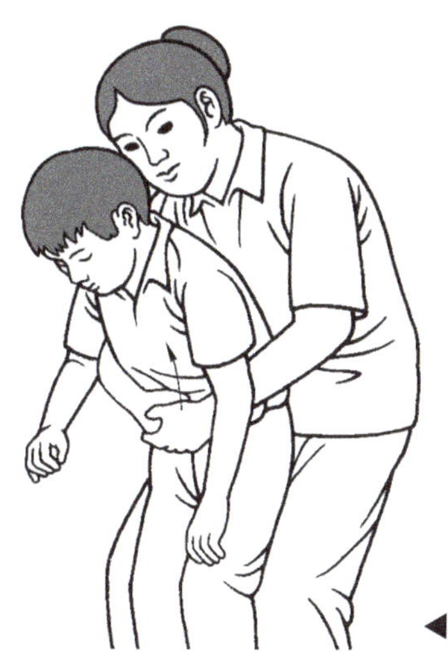

◀ 海姆利希手法

对 1 岁之内的孩子,可以使用倒立拍背法:倒提其两腿,使头向下垂,同时轻拍其背部,通过异物自身的重力和呛咳时胸腔内气体的冲力,迫使异物向外咳出。

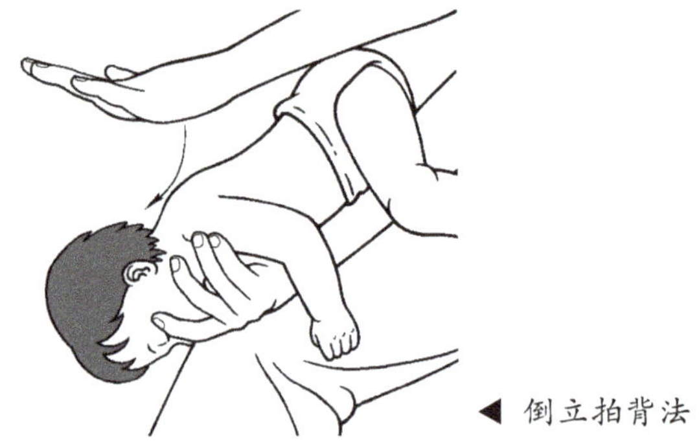

（殷　勇）

56. 为什么宝宝总是反复呼吸道感染

反复呼吸道感染简称复感,是指在 1 年内发生次数频繁、超过正常范围的呼吸道感染,可分为反复上呼吸道感染和反复下呼吸道感染,以频繁感冒、咳嗽、咽喉炎、扁桃体炎、气管炎、肺炎等为主要表现。

儿童时期呼吸系统的解剖生理特点及免疫功能异常是引起反复呼吸道感染的重要内因。整体而言,小儿免疫系统尚未发育完善,处于免疫功能低下状态,而有些复感儿甚至存在免疫功能缺陷或某种免疫球蛋白的缺乏。其中,呼吸道黏膜分泌的一种"分泌型免疫球蛋白"能直接杀灭进入呼吸道的细菌和病毒,在呼吸道感染的局部防御中发挥着重要作用。复感儿往往存在这种免疫球蛋白的不足,因此成为反复感染的重要内因。还有诸多外在因素参与了复感儿反复呼吸道感染的发生。比如:烟雾粉尘、大气污染及室内通风不良等环境因素;营养不良、贫血和佝偻病等儿童时期的伴发疾病;人工喂养、偏食、厌食、未适时添加辅食以及膳食结构不合理导致的维生素和微量元素缺乏;不良生活方式及药物的滥用和不合理使用;等等。

上述内外因素综合作用并与感染互为因果,从而形成恶性循环,造成宝宝呼吸道感染反复发生且迁延不愈。

（谷　丽）

—— 专家简介 ——
谷　丽

谷丽，主任医师、硕士研究生导师、副教授，同济大学附属第十人民医院儿科主任，同济大学医学院医学一系儿科教研室主任。上海市医学会儿科专科分会呼吸学组委员，上海市医疗事故鉴定专家库成员等。

擅长小儿慢性咳嗽和哮喘的诊治，对儿内科常见病和疑难杂症的诊治有丰富的临床经验。

57. 如何预防孩子反复呼吸道感染

引起呼吸道感染最常见的病原体是病毒，感染后可能累及机体的免疫系统，容易使孩子再次发生呼吸道感染。每感染一次，机体的免疫系统就会多一次损害，其恢复的时间可能延长，发生再感染的机会也会随之增多。不少家长往往忽略了这一点。在孩子呼吸道感染刚刚好转时，便为了所谓的"不输在起跑线上"将孩子送至幼儿园或学校。这样做不但容易把病毒传染给别的孩子，也会将自己尚未完全康复的孩子再次置于感染的危险中。

防止孩子反复呼吸道感染，需从预防着手。首先，规律安排孩子的作息生活，根据季节变换合理穿衣，保证充足的睡眠和适当的户外活动。其次，提倡母乳喂养，多喝水，尽量不去人多的公共场所。再次，加强孩子的体质锻炼和耐寒训练，让孩子的呼吸道慢慢坚强起来。最后，建议定期体检，发现疾病及早治疗；体弱的婴幼儿可以在医生的指导下通过药物增强免疫力。

（谷　丽）

58. 什么是儿童间质性肺疾病

儿童间质性肺疾病（ILD）是一组因肺泡表面受损后修复异常所导致的异质性、相对罕见的呼吸系统疾病。儿童间质性肺疾病的病因尚未完全确定，有些在婴儿期较为常见，多与肺表面活性物质失衡有关；有些则是全身疾病累及肺部；

还有些因血管病变所致弥漫性肺出血(如特发性肺含铁血黄素沉着症)以及与环境暴露相关的肺疾病(如支气管肺发育不良)等。

有些孩子出生时就受到影响,而另一些孩子直到童年才受到影响。对于那些看似健康,直到患某种其他疾病(如感冒或支气管炎)才开始表现出间质性肺病的儿童来说,早期治疗和干预对延缓疾病的进程非常重要。

（陆　敏）

—— 专家简介 ——

陆　敏

陆敏,主任医师、硕士生导师,上海市儿童医院呼吸科主任。

中华医学会儿科学分会呼吸学组委员,上海市医学会变态反应专科分会、儿科专科分会委员等。

擅长儿童呼吸系统疾病尤其是呼吸道感染性疾病、儿童哮喘、慢性咳嗽等方面的诊治。

59. 什么是支气管肺发育不良

这是一种严重的肺部疾病,主要影响早产 10 周以上的低出生体重儿。早产儿的肺还不能产生足够的表面活性物质(一种包裹在肺内的液体,可保持肺开放,这样婴儿一出生就可以在空气中呼吸),因此出生后会出现呼吸困难,需要长期呼吸支持和氧疗,严重者出现呼吸窘迫综合征。

支气管肺发育不良分为轻度、中度和重度。通常在出生时给予氧气和呼吸机通气或经鼻持续气道内正压通气(CPAP)以防缺氧损害大脑和其他身体器官;给予表面活性剂和药物(如支气管扩张剂)来改善肺部空气的进出;给予利尿剂和抗生素帮助清除肺多余液体和控制感染。

多数呼吸窘迫综合征婴儿在出生 2～4 周后开始好转,有些则越来越需要更多氧气及呼吸机辅助。支气管肺发育不良婴儿也更容易伴有其他健康问题,包括心脏、肾脏、脑、胃、肠和眼睛。妊娠期定期随访,科学饮食,避免吸烟、喝酒和滥用药物控制疾病等,有助于预防婴儿支气管肺发育不良。

（陆　敏）

60. 民间流传的"宝宝学狗叫，凶神恶煞到"是危言耸听吗

宝宝咳嗽如同大狗的叫声，医学上称"犬吠样咳嗽"，常常是小儿急性喉炎的典型症状。

小儿急性喉炎好发于冬春季节，发病急，病情发展快，小儿的喉头又小又窄，如果得了喉炎，发生喉头肿胀，会引起严重的并发症——喉梗阻，导致呼吸困难，甚至危及生命。因此，临床上把小儿急性喉炎列为危险的急症之一。

小儿患急性喉炎时常有发热，声音嘶哑，咳嗽声音极为特殊，像大狗的叫声一样，病情严重时，夜间会突然被憋醒，烦躁不安，吸气时出现口哨般的响声（医学上称为"吸气性喉鸣"）；因缺氧出现鼻翼扇动，面色、口唇和指甲青紫，吸气时肋骨间隙、脖子正下方的胸骨上窝及上腹部显著凹陷，称为"三凹征"；患儿的呼吸由短促、缓慢变得快而浅。此时，应立即送医院治疗。小儿较长时间的呼吸困难会造成机体缺氧，特别是脑缺氧、心肌缺氧会引起严重后果，甚至造成生命危险。千万不能抱有侥幸心理或自己在家治疗，以免耽误病情，造成严重后果。

（王晓明）

—— 专家简介 ——

王晓明

王晓明，主任医师、硕士研究生导师，复旦大学附属上海市第五人民医院儿科主任，儿科教研室主任。上海市医学会儿科专科分会委员。

擅长儿童哮喘病、慢性咳嗽和新生儿疾病的诊治及危重病的抢救。

61. 扁桃体大就是扁桃体炎吗

扁桃体是人体的一个重要器官，具有免疫功能，属于淋巴系统的一部分，可以说是保护上呼吸道乃至整个机体免受病菌入侵的哨兵，一般在 8～12 岁时达到发育高峰，以后会逐渐萎缩。在幼儿和学龄阶段，小儿的扁桃体都有点大，只要没有扁桃体炎的症状，就不必过于担心。

扁桃体炎可分为急性扁桃体炎和慢性扁桃体炎。

（1）急性扁桃体炎起病较急，全身的感染症状很明显，高热可达 40 ℃，同时

伴寒战、全身乏力、头痛、咽喉痛、食欲不振、恶心和呕吐。最有力的证据是咽部检查时发现扁桃体红肿，或扁桃体表面有脓点。

（2）慢性扁桃体炎引起的扁桃体肥大可造成呼吸困难，特别是睡眠时，因舌头松弛后倒，致使鼾声如雷，久而久之会慢性缺氧而影响生长发育，还会影响宝宝的智力发育。

宝宝患急性扁桃体炎时要及时去看医生，根据病情轻重和检查结果，由医生决定是否要用抗生素、抗生素的类型和给药途径。而治疗慢性扁桃体发炎则是一个长期的过程，在医师的指导下坚持治疗很重要。扁桃体炎宝宝的饮食以清淡为宜，忌食油腻、过甜、过咸、生冷、辛辣等食物。如果多次反复发作急性扁桃体炎，特别是已有并发症，手术切除是彻底而有效的方法。建议各位家长最好带宝宝看耳鼻喉科医生，听从医生的建议决定是否要进行手术治疗。

（王晓明）

62. 孩子得了哮喘，青春期会自愈吗

患有哮喘的小朋友进入青春期后，大部分症状可以缓解甚至消失，但到了成人期，却仍然存在再发的可能和风险，这往往与儿童期哮喘的严重程度有关。轻度哮喘患儿的预后基本都是良好的，只有 5% 左右哮喘患儿会发展为严重哮喘。如果没有并发症，很多哮喘患儿到了学龄期，症状就会慢慢缓解。然而，现有统计数据显示，儿童期没有得到系统、正规治疗的哮喘患儿，其哮喘自然缓解的可能性仅为 45%，但经过系统治疗的哮喘患儿，其缓解率高达 95%。根据这一数据，我们不难理解，哮喘的防治必须在儿童期开始，早期诊治，正规治疗，才是真正行之有效的措施。

（鲍一笑）

—— 专家简介 ——

鲍一笑

鲍一笑，儿科学教授、博士生导师，上海交通大学医学院附属新华医院小儿内科主任、小儿内科教研室主任，上海交通大学哮喘诊治中心主任。

上海市医学会儿科专科分会副主任委员兼呼吸学组组长，中华医学会儿科学分会呼吸学组副组长，中国医师协会儿科医师分会委员等。

擅长儿科呼吸疾病尤其是儿童哮喘的诊断和治疗。

63. 哮喘患儿是不是不能参加体育活动

不可否认，运动作为物理性刺激，是引起哮喘症状短暂发作的最常见的诱发因素之一。但是运动不同于接触抗原或病毒感染，它不会引起长期后遗症，也不引起气道高反应性。小儿通常都好动，日常活动量比成人大，时间长了确实有可能会引起运动性哮喘发作。但实际上，运动诱发哮喘的程度常常与吸入空气的性质有关。吸入温暖而潮湿的空气引起哮喘发作的较罕见(如游泳)，相反，吸入寒冷且干燥的空气引起哮喘发作的则大有人在(如室外溜冰)。哮喘发作亦与活动类型有关，如间断性游戏要比持续跑步6～8分钟较少诱发哮喘。另外，婴幼儿大哭大笑同样可能诱发哮喘，这主要是由于过度通气所致。

大多数情况下，运动时并不会立即发生哮喘急性发作，而是在运动6～10分钟后和停止运动1～10分钟后哮喘发作最为严重(这是由于儿茶酚胺释放造成的)。哮喘患儿并非不能进行任何体育运动，适当的有氧运动对于疾病的康复和体质的增强是有好处的，只要注意运动的强度和时间即可。

(鲍一笑)

64. 不喘而易咳，也算是哮喘吗

大部分家长认为哮喘就一定会"喘"，其实并不完全是这样，哮喘也可以没有"喘"。某些哮喘患儿在生活中仅以咳嗽为表现，而从来没有过喘息发作的情况。这类患儿的咳嗽常常是以刺激性干咳为主，每次咳嗽比较剧烈，而痰很少，咳嗽多以晨起和夜间(睡前或入睡后)为主。感冒、冷空气、灰尘、油烟等均可加重咳嗽。这种咳嗽往往会被误诊为"感冒""慢性咽炎"或"气管炎"，应用了很多抗生素和各种止咳药却无法彻底改善症状，在使用支气管扩张剂或吸入性皮质激素后，此类患儿咳嗽症状显著改善甚至奇迹般地消失。这种咳嗽，临床上称为"咳嗽变异型哮喘"，是哮喘的一种特殊类型，也需要到哮喘专科进行正规治疗，否则，有可能发展成真正意义上的哮喘。因此，家长们在遇到孩子长期反复咳嗽迁延不愈的情况时，可有针对性地带孩子前往哮喘专科门诊咨询就诊，以免延误病情。

(鲍一笑)

65. 长期吸入激素治疗哮喘会对孩子有影响吗

许多哮喘患儿家属谈"激素"色变，怕应用激素会对孩子造成影响，这种对激素的恐惧心理让一部分哮喘患儿很难在疾病早期接受吸入糖皮质激素治疗，延误治疗的最佳时机。此外，还有相当一部分患儿家属不能严格遵循医生的给药方案，擅自减量或停药。若哮喘控制不好，哮喘反复发作引起的后果要比吸入糖皮质激素所产生的不良反应更严重。

目前，吸入型糖皮质激素是长期控制哮喘非常有效的药物，国内外哮喘治疗指南推荐将小剂量的吸入激素用于轻度持续性哮喘的治疗，并且治疗效果是肯定的。对于长期吸入糖皮质激素的哮喘患儿来说，中小剂量对身高、骨代谢、下丘脑-垂体-肾上腺轴功能等几乎没有不良影响。尽管高剂量吸入糖皮质激素有可能对下丘脑-垂体-肾上腺轴功能、身高产生一过性较强的抑制作用，但在病情稳定并给予较小剂量后，这种影响会逐渐消失，皮质醇又可以恢复到初诊时水平，并不影响患儿成年时的身高。

各种长期或短期的研究均已显示，尽早以吸入糖皮质激素开始治疗有助于改善肺功能，控制哮喘以及呼吸道慢性炎症，最终可以减少维持用药量和长期治疗的用药负担。

（鲍一笑）

心 | 血 | 管 | 系 | 统

66. 新生儿为什么要接受先天性心脏病筛查

在众多先天畸形中，有一种常见的畸形称为先天性心脏病（简称先心病），是胎儿时期心脏及大血管发育异常所引起的，每 100 个新生儿中就有 1 个可能患有先心病。迄今为止，导致先心病的原因仍不十分明确，有一定的遗传因素，也与怀孕早期受到感染、服用药物、暴露于放射线或缺乏营养等有关。

重症先心病可出现严重缺氧、心力衰竭、反复肺炎，甚至在出生后数天发生休克、危及生命。在宝宝出生后早期给予先心病筛查，可以在症状出现前及时发现重症先心病，从而给予及时有效的治疗，提高其治疗效果和宝宝的生活质量。

新生儿先心病筛查这项工作，是我国临床专家和科学家经历了多年的科学研究和论证，参考国际上先进做法，于 2016 年 4 月被上海市政府采纳为公共卫生服务政策才开始推行的，该项工作是为了减少由于先心病所引起的婴幼儿死亡，提高出生人口素质。先心病筛查方法很简单方便：首先，在宝宝出生后 72 小时内，医生会利用一个手掌大小的仪器测量宝宝手和脚上的数据，通过显示的数值判断宝宝有没有缺氧表现；其次，用听诊器听听宝宝的小心脏，判断有没有异常的声音。这两项检查都是没有创伤性的，不会引起宝宝的不适或痛苦，整个检查时间为 3 分钟左右。通过这项筛查，可以发现 92% 以上的重症先心病。

特别 | 提醒

由于疾病的复杂性和筛查技术的限制，还有少部分重症先心病检查不出来。因此，建议筛查正常的宝宝，除了在出生后 42 天到出生医院进行复查外，平时还要注意是否存在呼吸急促、奶量小、口唇青紫、多汗、体重不增加等情况，如果有这些情况应及时到医院就诊。

（黄国英）

67．如何进行胎儿先天性心脏病检查

孕 11～13 周时，检查胎儿发育情况、NT（颈项透明膜厚度）、静脉导管血流对孕早期胎儿先天性心脏病的诊断有帮助。孕 20～24 周，进行大排畸检查，即胎儿系统超声检查，可以观察胎儿的头颅、四肢以及各器官发育情况，会同时进行胎儿心脏超声筛查。该检查可以筛查出 85％ 左右的胎儿结构畸形和 75％～85％ 的严重胎儿先天性心脏病。

如果在超声筛查时发现胎儿有先天性心脏病的可疑征象，建议进行胎儿超声心动图检查以明确诊断。孕早期胎儿心脏小、切面显示不清，孕晚期胎儿骨骼发育及胎方位的影响导致胎儿心脏的探查受影响，因此，孕 20～28 周为胎儿超声心动图探查比较合适的时期。

当然，胎儿心脏超声尚有一定局限，不是所有先天性心脏病在产前都能检出。如果胎儿超声心动图显示为胎儿心脏异常，应该接受小儿心脏专科及产科、遗传等专科医生的咨询，了解疾病的预后及治疗方式，谨慎决定胎儿的去留。随着"全面二孩"政策的放开，高龄孕妇的增加以及环境的变化，进行规范的产前检查和"大排畸"筛查非常有必要。随着检出设备和技术的提高，产前先天畸形的发现比例逐步增高。如果筛查中发现有心脏结构异常，可到定点专科医院进一步诊断或治疗。

（孙　锟）

—— 专家简介 ——

孙　锟

孙锟，主任医师、教授、博士生导师，国家卫生和计划生育委员会心血管疾病介入诊疗培训基地（先心病介入）导师，享受国务院特殊津贴。上海交通大学医学院附属新华医院院长、新华儿童医院院长，上海交通大学医学院儿科学院院长、儿科系主任。中华医学会儿科学分会副主任委员、心血管学组副组长，中国医师协会儿科医师分会会长，上海市医学会儿科专科分会委员等。

主要从事小儿心血管病的诊疗工作，尤其擅长复杂先心病的超声诊断和介入诊疗以及胎儿先心病的超声心动图诊断。

68. 哪些情况下需要做胎儿心脏超声检查

胎儿心脏畸形主要与遗传因素、病原微生物、化学及物理因素有关,如果有下列两方面情况,建议筛查。

(1) 母体方面。母体患有各种糖尿病、结缔组织病(如系统性红斑狼疮)、慢性酒精中毒;妊娠早期有病毒感染、感冒、高热病史,服药史;妊娠早期接触放射线、汞化合物、油漆、农药、染发剂或服用抗癌药物等;高龄孕妇(年龄大于 35 岁),有不正常妊娠、流产、引产史,有先天性心脏病家族史、先天性心脏病生育史等。

(2) 胎儿因素。胎儿合并其他器官畸形,如脑积水、单脐动脉等;染色体异常;胎儿心律失常,包括心动过缓(小于 120 次/分)、心动过速(大于 200 次/分)及心律不齐;胎儿水肿,包括胎儿皮下、体腔(胸、腹壁)积液,心包积液;羊水异常,羊水过多或羊水过少;胎儿宫内发育迟缓。

胎儿心脏筛查的合适时间为孕 18～28 周,最佳孕周为 22～26 周。有报道称,1/3 胎儿心脏病不伴有先天性心脏病高危因素,若仅对高危因素胎儿做超声心动图检查,易造成漏检。因此,对"大排畸"筛查怀疑有心脏结构异常的,最好都做个胎儿心脏超声心动图筛查。

(陈　笋)

—— 专家简介 ——

陈　笋

陈笋,主任医师、副教授、硕士生导师,上海交通大学医学院附属新华医院小儿心血管科主任。

中国医师协会儿科医师分会委员,中华医学会儿科学分会心血管病学组委员,上海市医学会儿科专科分会心血管病学组副组长等。

擅长小儿及胎儿心脏病,尤其是先心病的诊断和治疗,对川崎病、儿童心肌病、心肌炎、心律失常的诊治也有独到的经验。

69. 先天性心脏病一定会遗传吗

首先我们要明确一个概念,"先天"不等于"遗传"。先天性心脏病(以下简称先心病）是由于胎儿时期心脏或大血管发育异常导致的一组出生缺陷。它的发生与遗传有一定的关系，但并不绝对。

随着科学研究的深入，已经证实先心病的发生与某些基因突变、染色体变异有一定关联，可表现出一定程度的家族聚集性。如 *MYH6* 及其相关基因突变可导致房间隔缺损（ASD）的发生；*TFAP2β* 基因突变可导致单纯动脉导管未闭（PDA）的发生；而染色体突变尤其是唐氏综合征患者，绝大部分同时伴有先天性心脏病。

目前，单纯环境因素或遗传因素都远不足以解释先心病的发生。公认的看法是，先心病的发生是由遗传因素和环境因素共同作用决定的。简而言之，先心病与遗传有一定关系，但一般不认为是一种遗传病，不必为此过于担心。

特别提醒

父母或其兄弟姐妹有先心病不代表后代一定有先心病，但是家族成员没有先心病也不代表后代就一定健康。因此，做好孕期防护、定期监测母胎健康，是比较有效的预防策略。

（傅立军）

— 专家简介 —

傅立军

傅立军，主任医师、教授、研究生导师，国家卫生和计划生育委员会心血管疾病介入诊疗培训基地导师。

中华医学会儿科学分会心血管病学组委员，中华医学会心血管病学分会肺血管病学组委员，中国医师协会儿科医师分会心血管疾病专业委员会委员兼秘书长，上海市医学会儿科专科分会心血管病学组委员。

擅长先天性心脏病的诊断和介入治疗以及肺动脉高压、心肌病的诊治。

70. 父母双方都没有先天性心脏病家族史，孩子为什么会得病

人类心脏大血管在胚胎 3 个月（心脏胚胎发育的关键时期）时就发育形成了，如果这个时期心脏大血管的形成过程发生障碍或异常，就会导致孩子出生后存在心脏大血管的出生缺陷，即先天性心脏病。另外，出生后应自动关闭的正常

胎儿通道(如动脉导管)未能闭合，也属于先心病的范畴。

先心病的发病机制复杂，至今尚未明确，但现代遗传学研究认为，多数先心病是由多个基因与环境因素相互作用所形成的，遗传因素仅占先心病成因的5%左右，其形成主要与胎内的环境因素密切相关。心脏胚胎发育关键期，心脏对环境呈高度敏感状态，孕妇处于噪声、电离辐射、高温、高湿等不良物理环境；处于油漆、有机溶剂、重金属、装修材料等不良化学环境；存在叶酸、维生素或微量元素等营养素缺乏；感染流感病毒、风疹病毒、巨细胞病毒等；罹患糖尿病、甲状腺功能亢进、慢性肾病等疾病；服用激素类、解热镇痛药物；有不良作息、饮食和吸烟、饮酒等不良生活嗜好；等等，均有可能改变胎儿在母体内正常发育所需要的内环境，导致胎儿罹患先心病的概率增加。

父母正常而孩子存在先心病的情况很常见，产前做好优生咨询、孕前检查，加强对孕妇的保健，戒除不良生活嗜好和习惯，及时补充叶酸等营养元素，保持轻松愉快的心情，远离不良的生活和工作环境，对预防先天性心脏病具有积极意义。

（梁雪村）

—— 专家简介 ——

梁雪村

梁雪村，复旦大学附属儿科医院心内科副主任医师。

擅长小儿先天性心脏病、心肌病、心律失常和川崎病的内科诊治和超声心动图诊断。

71. 先天性心脏病是不是口唇都发绀

所谓"发绀"是由于血液中未氧合血红蛋白含量增多导致皮肤黏膜呈青紫改变，多见于皮肤薄、色素少、毛细血管丰富部位，如唇、指(趾)、甲床等。

心脏血液循环中，右心及肺动脉内未氧合血红蛋白含量较高，而左心及主动脉内氧合血红蛋白含量较高。当左、右心存在异常分流通道，同时合并右室流出道梗阻(如肺动脉瓣膜狭窄)或严重肺动脉高压时，右心压力高于左心，血液通过左、右心之间异常分流通道从右向左分流，使得患儿动脉及毛细血管的血中未氧合血红蛋白含量升高，发生发绀，这种情况称为发绀型先天性心脏病。常见于法洛四联症、大动脉转位或艾森门格综合征患儿。它是复杂性先心病的重要症状，随活动量增加而加重。

但并不是所有的先心病都有发绀，无分流型先心病（如单纯肺动脉瓣或主动脉瓣狭窄、先天性二尖瓣关闭不全）、左向右分流类先心病（房间隔缺损、室间隔缺损、动脉导管未闭等尚未发生严重肺动脉高压的）患儿并无发绀出现，又称为非发绀型先心病。

特别提醒

先心病是否出现发绀取决于疾病种类及病情状况，发生发绀一定要重视，但是没有发绀不意味病情就轻，如先天性主动脉瓣狭窄虽属于非发绀型先心病，但是严重者易发生猝死，不可轻视。

（张玉奇）

—— 专家简介 ——

张玉奇

张玉奇，主任医师、博士生导师，上海儿童医学中心心内科主任医师、心脏超声诊断中心主任。

擅长先天性心脏病的超声心动图诊断，经食管超声、三维超声心动图在介入治疗及外科手术中的应用。

72. 孩子体检发现"心脏杂音"是怎么回事

心脏杂音产生的机制为：心脏或大血管内各种原因使血流由层流变为湍流，进而形成旋涡，撞击心壁、瓣膜、腱索或大血管壁使之产生振动而发出声音。心脏杂音可分为生理性和病理性。生理性杂音是由血流的速度加快或血流振动加强导致，没有病理意义。病理性杂音常见于心脏结构异常，如瓣膜口狭窄、瓣膜口关闭不全、异常通道、心腔内漂浮物、血管腔扩大或狭窄等。生理性杂音一般比较柔和且响度不超过 2 级；病理性杂音一般比较粗糙且响度较强。

发现孩子有心脏杂音后，父母不要过分紧张，有心脏杂音不一定就是有心脏疾病，可能是生理性杂音。但家长还应该关注孩子与心脏相关的其他情况，如有无喂养困难、多汗、发绀、活动后易疲劳、体重增长欠佳等。并及时至医院检查，通过医生听诊可初步判断是生理性杂音还是病理性杂音，进而通过辅助检查（如心超等）可明确有无心脏和大血管的结构异常。

（孙淑娜）

—— 专家简介 ——
孙淑娜

孙淑娜，副主任医师，复旦大学附属儿科医院心内科副主任医师。

擅长小儿先天性心脏病、川崎病、心肌炎、心肌病、心律失常等的临床诊治。

73. 听到心脏杂音就一定是先天性心脏病吗

心脏杂音可分为生理性杂音和病理性杂音。

生理性杂音可见于正常人，尤其是青少年。杂音部位较局限，均为收缩期杂音（心脏收缩时产生），持续时间短，音调低，比较柔和，随体位、呼吸及运动而改变。由于小儿胸壁薄，故杂音在运动、啼哭或卧位时可明显增强，安静或坐位时减弱。生理性杂音多见于 3 岁以上的孩子，3～7 岁最多。随年龄增长，器官功能渐趋成熟，心脏瓣膜功能完备，生理性杂音多会自然消失。也有少数杂音是由其他疾病引起的，如发热、贫血或甲状腺功能亢进的小儿，因为缺氧、血液黏稠度减低等原因，血液流速加快，虽然心脏本身没有异常，但也会产生心脏杂音，称为功能性杂音，当原来的疾病康复后，杂音会随之消失。既然称之为生理性杂音，便意味着心脏结构是正常的。

病理性杂音则不同，往往是由于心脏结构异常所致，根据不同类型的心脏病，其杂音的响度、性质、发生部位和伴随情况均不同，但一般杂音都比较响亮、粗糙，部分患儿可有发绀等情况，心脏超声检查即可确诊。

发现有心脏杂音时不要惊慌，只要到专科医院做进一步检查就可以确定是否患有心脏病了。

（武育蓉）

—— 专家简介 ——
武育蓉

武育蓉，上海交通大学医学院附属新华医院儿科心脏中心副主任医师、硕士生导师。

中华医学会儿科学分会心血管病学组青年委员，中国医师协会儿科影像医师分会委员，上海市医学会儿科专科分会心血管病学组委员，海峡两岸医药卫生交流协会超声医学专业委员会青年委员。

擅长小儿及胎儿先天性心脏病的超声诊断，对川崎病、儿童心肌病、心肌炎等常见小儿心脏疾病的诊治也很有经验。

74. 孩子得了先天性心脏病一定要手术吗

不同的先天性心脏病严重程度不同，不能一概而论。少部分先天性心脏病有自愈的可能，另外有少部分患者畸形轻微、对循环功能无明显影响，也无需治疗，但大多数需手术或介入治疗校正畸形。手术或介入的时机根据缺陷的类型、症状和病情的严重程度决定。如果家长因心存侥幸、盲目等待而延误治疗时间，则有可能影响孩子预后甚至丧失治疗机会。对先天性心脏病的孩子要做到早发现、早诊断、早治疗，避免悲剧。

介入治疗先天性心脏病，相对于传统外科开胸手术而言，虽然在手术适应证等方面门槛更高，但优点更多，比如预后情况好、恢复速度快、创伤小、住院时间短等。同时，介入治疗本身对于影像设备和主刀医生的经验、技术要求更高，这也提醒了正准备为孩子治疗先天性心脏病的家长们，在医院的选择上要谨慎。

（李　奋）

—— 专家简介 ——

李　奋

李奋，主任医师、博士生导师，上海儿童医学中心心脏中心副主任、心内科主任。

国家心血管病中心专家委员会委员，中国医师协会儿科医师分会心血管病专业委员会主任委员，上海市小儿先天性心脏病研究所副所长等。

擅长小儿心血管疾病的基础与临床研究工作。

75. 先天性心脏病越早手术越好吗

根据心脏结构异常程度，我们将先心病分为复杂型先心病和简单型先心病。复杂型先心病常合并多种畸形，往往伴有发绀，可影响患儿生长发育，甚至导致患儿死亡，常需早期治疗，常见的有完全性大动脉转位、肺动脉闭锁等。如果发绀严重，可以在出生数月后手术。一些简单型先心病如房间隔缺损、动脉导管未闭和室间隔缺损等，有自愈的可能，如果缺损比较小，常无需早期干预。但缺损比较大时，自愈的可能性往往较小，如果出现反复呼吸道感染、生长发育迟缓，甚至出现早期肺动脉高压、心功能不全等情况，需要早点干预，以免延误治疗，形成器质性肺动脉高压。

目前先天性心脏病主要靠手术治疗，包括介入治疗和外科开胸手术两种，两种手术方案均有利弊。介入治疗被称为"不开刀的心脏手术"，不需要体外循环，具有简便、微创、术后恢复快、可重复性强等优点，但不是所有的先天性心脏病都能进行介入治疗。外科开胸手术是治疗先天性心脏病的传统方法，其优点是方法学成熟、适应证广，但外科手术创伤比较明显，需要体外循环，对于某些特定病变也受到手术途径的限制，有时术后会发生严重并发症或治疗效果不理想。

因此，先心病的治疗要根据具体类型、临床表现等综合评估后决定何时治疗、采用何种治疗方案。

（鲁亚南）

—— 专家简介 ——

鲁亚南

鲁亚南，主任医师、硕士生导师，上海交通大学医学院附属新华医院小儿心胸外科行政主任。

中华医学会小儿外科学分会青年委员，上海市医学会小儿外科专科分会青年委员，《临床小儿外科杂志》编委等。

擅长各类复杂危重先心病的手术纠治，主要致力于复杂、危重先心病、低龄患儿外科纠治的临床研究，手术技术精湛。

76. 先天性心脏病患儿能接种疫苗吗

这个问题家长非常关心，而在实际生活中又因不同医生持有不同看法而不知所措。绝大多数先心病患儿可以正常接种疫苗，但疫苗接种带来的小概率不良事件会使防疫机构承担相应的风险，因此部分先心病患儿无法正常接种疫苗。对于那些适合接种疫苗却无法接种的孩子而言，有可能因未接种疫苗而感染，导致心脏负担加重而引起生命危险。对于某些复杂先心病、心功能有明显影响的孩子而言，需要谨慎接种或推迟接种时间。家长可至当地防疫站或专科医院就相关问题进一步咨询。

（沈　捷）

沈　捷

沈捷，主任医师、硕士研究生导师，曾任上海市儿童医院心内科主任，现任上海儿童医学中心心内科副主任。

擅长先天性心脏病的非开胸介入治疗、小儿肺动脉高压的规范化诊治及心血管疾病临床遗传学研究等。

77. 孩子高热不退会患"川崎病"吗

说到"川崎病"，可能大家都比较陌生。但由于近年有很多关于川崎病发病率升高的报道，也引起了很多家长的关注。1967 年，日本川崎富作医生首先报道了一种以全身血管炎为主要表现的急性发热出疹性小儿疾病，学名叫"皮肤黏膜淋巴结综合征"，但人们更习惯用"川崎病"来称呼它。据了解，川崎病在 5 岁以下儿童中高发，发病原因尚不明确，但很多证据提示，可能和感染引起的免疫功能异常有关。虽然川崎病可能和感染有关，但并不传染。

川崎病早期容易和感冒、猩红热等发热出疹性疾病混淆，但家长还是可以根据其 6 种典型的表现来早期辨别：①高热在 39℃ 左右，持续发热 5 天以上，且抗生素治疗无效。②眼球结膜充血，但无分泌物。③发热 2～3 天后出现红色斑丘疹，多发在躯干部，没有水疱及结痂，且没有瘙痒症状。④手足呈硬性水肿，手掌和足底早期出现潮红，大约 10 天后会出现手指尖脱皮。⑤颈部淋巴结肿大，多为单侧。颈部淋巴结肿大的症状与发热同时出现或在发热之前出现，逐渐肿大到鸡蛋大小，一般为非化脓性肿大。⑥口唇潮红，有皲裂或出血，舌红呈杨梅样，也称"杨梅舌"。

以上 6 条表现中出现 5 条，就可以诊断川崎病；如果仅符合 4 条，加之超声心动图看到冠状动脉扩张，也可以诊断。

特别提醒

（1）川崎病的诊断需要排除其他可能疾病，家长很难自行诊断。如果发现孩子有以上可疑症状，应该及时带孩子到医院找专业的儿科医生就诊。早诊断、早治疗，能把川崎病的危害降到最低，大多数孩子可以痊愈。

（2）川崎病听着吓人，但大多数患儿经正确治疗后可以逐渐康复，预后良好。病情稳定出院后需在心血管专科随诊,检测相关指标,定期复查超声心动图,监测冠状动脉及心脏情况。根据病情逐渐减停药物。

(黄　敏)

—— 专家简介 ——

黄　敏

黄敏,主任医师、硕士生导师,先后担任上海市儿童医院副院长、党委副书记,上海交通大学医学院儿科系副主任。

中华医学会儿科学分会心血管病学组委员,上海市医学会儿科专科分会副主任委员、心血管病学组组长,《国际儿科学杂志》副主编,《中华儿科杂志》等学术期刊编委等。

擅长诊治川崎病,小儿心律失常以及心导管、射频消融技术和心脏电生理技术,对先心病、小儿晕厥等疾病的诊治也有丰富的经验。

78. 孩子患了川崎病为什么要去看心脏专科

已经发现,川崎病最大的危害是损害供应心脏血流的冠状动脉,是小儿冠状动脉病变的主要原因,也是成年后冠状动脉粥样硬化(冠心病)的潜在危险因素。许多资料证明,全身广泛的中小血管炎性改变是川崎病的发病基础,这种血管炎可引起全身各个脏器的损害,在心血管系统表现尤为突出。

冠状动脉病变是导致川崎病死亡的主要原因。

除了冠状动脉损害外,川崎病还可引起心肌炎、心包炎、心力衰竭、心肌梗死、心跳骤停和心律紊乱等。心力衰竭和心律失常也是川崎病急性期和亚急性期的死亡原因之一。

心电图、X线、超声心动图、心导管检查和放射性核素等均对判断是否并发心血管损害有一定帮助,其中以超声心动图对川崎病并发冠状动脉病变检出率较高,是检测川崎病并发冠状动脉病变等心血管损害的最佳方法。此外,超声心动图可用于评估患儿的心功能状态和检测潜在的心功能损害。

尽管病因还不清楚,但血管炎的发生机制与免疫功能紊乱有关。近年来,在病程早期应用大剂量丙种球蛋白治疗,以阻断引起血管损伤的免疫反应及减少血小板凝集等,在一定程度上可减轻和减少冠状动脉损害,使川崎病病死率明显下降。一旦被确诊为川崎病,宜及早使用大剂量丙种球蛋白治疗,以防止或减轻冠状动脉损害。

特别提醒

　　川崎病患儿除了一般随访外，还应定期到心脏专科评估病情。除了急性期在医生指导下应用阿斯匹林和丙种球蛋白等治疗外，需给予足够的营养、增强机体抵抗力，避免发生病毒或细菌感染。需进食易于消化、富含各种营养素的食物，避免摄入过多的糖和脂肪。恢复期需要定期到医院随访，以便调整治疗方案和监测心血管损害情况。定期进行超声心动图检查尤其重要，当怀疑发生冠状动脉严重病变时，应接受冠状动脉造影检查以判断病变的范围和程度，决定是否需要进行冠状动脉介入治疗或"搭桥"手术（即冠状动脉旁路移植术）。此外，应从小养成不吸烟、不酗酒的良好习惯，注意饮食的合理性，尽量避免发生高血脂和高血压，以减少冠心病发生的危险。

（黄国英）

79. 孩子经常胸闷、胸痛，是心肌炎吗

　　在儿童医院的心内科专科门诊，经常会遇到一些表现为反复"胸闷、胸痛"的孩子被当作"心肌炎"前来就诊。而实际上，通过专科的体检和检查绝大多数前来就诊的孩子没有心脏方面的问题，更不要说心肌炎了。

　　心肌炎的确诊需要依靠全面诊断依据，如出现明显的心功能不全、心源性休克等临床症状；心超、胸片、心电图提示有明显心脏增大或心律失常的变现；血清学发现肌酸激酶升高或肌钙蛋白阳性，再结合病原学的诊断依据进行综合判断。而仅靠孩子有点"胸闷、胸痛"症状或者单凭肌酸激酶一种指标的升高就诊断心肌炎的做法是盲目的，也是不可取的，因为很多孩子在发生病毒感染后经常会出现肋间肌肉酸痛，表现为胸痛症状，甚至血清学检测出现肌酸激酶升高。需要注意的是，单凭一项指标的升高不能诊断心肌炎，如肌酸激酶，这是一种非特异性指标，在很多肌肉损伤的情况下都会升高。还有相当一部分表现为"胸闷"的孩子经检查后发现，实际是由胃部疾患所引起。

特别提醒

　　孩子出现"胸闷、胸痛"症状先不用太紧张，可在儿童专科医院进行相关的心电图、心超或胸片检查，如以上检查均正常，则可排除"心肌炎"。同时注意鉴别

消化道特别是胃部疾患的情况，可进一步通过消化道的专科检查以明确。

（杨晓东）

—— 专家简介 ——

杨晓东

杨晓东，上海市儿童医院心内科主任医师。

中华医学会儿科学分会委员，中国医师协会儿科医师分会委员，上海市科学技术专家库成员，《中华诊断学电子杂志》《国际心脑血管病杂志》编委等。

擅长儿内科及先天性心脏病、心律失常、川崎病、心肌炎、心肌病等小儿心血管疾病的诊治和研究工作。

80. 孩子"大叹气"是心肌炎吗

在儿童心内科门诊经常有因"大叹气"来就诊的患儿，许多被怀疑为心肌炎。其实，大多数"大叹气"的患儿并非患了心肌炎。

建议对"大叹气"的孩子做个常规心电图，如果心电图正常，一般可排除心肌炎；必要时可以做一个心肌酶谱检查，如果无异常，可彻底排除心肌炎。值得注意的是，有些"大叹气"可能是儿童哮喘所致，需做相关检查排除。

（谢利剑）

—— 专家简介 ——

谢利剑

谢利剑，上海市儿童医院心脏内科主任医师、硕士生导师。

中华医学会儿科学分会青年委员，中国中西医结合学会第五届心血管病专业委员会委员等。

擅长先天性心脏病的无创诊断和介入治疗，各类难治性川崎病、心肌炎、心肌病以及其他心血管疾病的诊治和发病机制的研究。

81. 感冒时发现早搏是心肌炎吗

临床上经常碰到一些孩子感冒时到医院就诊，听诊发现早搏，家长担心孩子得了心肌炎。其实这个问题不能一概而论。

早搏的学名叫"期间收缩",是指在规律的心脏搏动中出现提前搏动,根据早搏来源于心脏的不同位置,可将其分为房性、室性、房室交界性等,心电图检查可予鉴别。早搏的性质需结合临床症状和心电图、动态心电图、超声心动图等辅助检查综合判断。如果早搏为单一来源、单一波形,数量不多,孩子没有不适症状,心脏结构正常,运动后早搏反而减少,则为良性早搏,在儿童中比较常见。孩子由于不会诉说,良性早搏平时不易发现,在感染、发热、激动等情况下,早搏会增多,就可能在就诊时被发现。这类早搏通常不需要特殊治疗,在休息或感染得到控制后,早搏亦会有所减少。需定期随访,定期复查心电图、动态心电图、运动平板试验等。

但如果早搏为多源波形、数量多、伴有心电图其他异常(如传导阻滞、明显ST-T改变等),有心动过速发作,孩子有胸闷、腹痛、呕吐、面色差等不适症状,则需考虑感冒引发心肌炎的可能了,此时需尽快完善胸片、超声心动图,血检心肌损伤相关指标(如心肌酶谱、肌钙蛋白)等明确诊断,及时治疗,以免耽误病情。急性重症心肌炎来势猛,进展快,预后差,需警惕。

特别提醒

对良性早搏不用紧张,但需定期随访、复查。对器质性早搏需引起重视,及时检查、及时治疗,以改善预后。

(储　晨)

专家简介

储　晨

储晨,复旦大学附属儿科医院心内科副主任医师。

擅长儿科各类心血管疾病的诊治。

82. 怀孕时发现宝宝心跳不规则怎么办

有部分孕妇在产前检查时,偶尔发现宝宝心跳不规则,有时快、有时慢,这种现象称之为胎儿心律失常。是否需要及时治疗和干预,要具体情况具体分析。胎儿心律失常很常见,1‰~4‰的胎儿有一过性心跳不规则,多数能自行消失,预后良好。

　　根据胎儿心跳的快慢,可分为快速型心律失常(如期前收缩和心动过速)和缓慢型心律失常(如房室传导阻滞或病态窦房结综合征)两大类。如果是单纯早搏,不合并心脏结构异常,孕妇注意休息、放松心情,多数可缓解;如果合并胎儿心脏结构异常,则需要定期随访。如果胎儿心跳快,长时间大于 200 次/分,会造成胎儿心脏扩大、心功能不全、胎儿水肿,严重者可导致胎儿死亡;如果发现胎儿心跳过慢,长时间小于 120 次/分,甚至小于 80 次/分,也可能发生心功能不全,导致死胎,这些情况都需要及时干预。一些心跳慢的胎儿发病,是由于妈妈患有某些特殊疾病如系统性红斑狼疮、干燥综合征等,如果妈妈的相关抗体是阳性的,可能影响胎儿心脏发育,往往预后不好,需要及时干预。

　　目前临床诊断胎儿心律失常多通过胎儿心脏超声,80％左右的胎儿心律失常可通过胎儿超声确诊。随着电子信息技术的发展,胎儿心电图机也在临床逐步推广开来。目前,某些妇婴医院已经应用胎儿心电图机进行胎儿心律失常的筛查。应用胎儿心电图机,通过妈妈的肚皮就可以发现胎儿心跳是否正常,简单而直观。但目前这项技术还存在一定的局限性,需要不断改进。

　　如果发现宝宝有严重的心律失常,需要到专科医院就诊,以制订详细的诊断和治疗方案,综合评估后决定是药物治疗还是终止妊娠。

(赵鹏军)

—— 专家简介 ——

赵鹏军

　　赵鹏军,上海交通大学医学院附属新华医院小儿心内科副主任医师、硕士研究生导师。

　　中华医学会儿科学分会心血管病学组青年委员会副主任委员,中华医学会心电生理和起搏分会小儿心律学组委员。

　　擅长先天性心脏病诊断性和介入性导管治疗,心律失常的药物治疗、射频消融和起搏器安装等。

83. 学龄期儿童为什么会出现不明原因的晕厥

　　晕厥是指突然发作的短暂的意识丧失,同时伴有肌张力降低或消失,持续几秒钟至几分钟可自行恢复,其实质是脑血流量的暂时减少。晕厥可由心血管疾病、神经系统疾病及代谢性疾病等引起,部分找不到病因。研究显示,血管迷走神经性晕厥是学龄期儿童不明原因晕厥中最常见的类型。

血管迷走神经性晕厥是指各种刺激通过迷走神经介导反射，导致内脏和肌肉小血管扩张及心动过缓，周边血管突然扩张，静脉血液心脏回流减少，造成血压降低、脑部缺氧。晕厥发生前往往有头晕、注意力不集中、面色苍白、视力下降、听力下降，恶心、呕吐、大汗、站立不稳等前驱症状。血管迷走神经性晕厥部分会反复发作，尤其是当情绪激动、极度疲劳、疼痛、恐慌，或置身于拥挤、闷热的房间时更容易发作。血管迷走神经性晕厥一般无需特殊治疗，随着年龄增长会逐渐好转。平时增加水、钠摄入，尽量避免触发因素，可以尝试站立训练。

特别提醒

学龄期儿童首次晕厥发作，需要至医院就诊，排除器质性疾病；血管迷走神经性晕厥常由某些因素触发，要做好儿童及其家属的宣教工作，尽量避免这些触发因素；一旦发生晕厥前驱症状时，应立刻平躺，既可避免外伤也能防止晕厥的发生。

（李　筠）

—— 专家简介 ——

李　筠

李筠，上海市儿童医院心内科副主任医师。

常年从事小儿先心病的心导管检查诊断及治疗，快律性心律失常的心内电生理及射频消融、慢律性心律失常的起搏器植入工作；对儿童心肌炎、心肌病、川崎病、心律失常、青少年心脏病的诊治及心功能综合评价等有独到的见解。

84. 患了扩张型心肌病是不是没救了

扩张型心肌病是以心脏显著扩大及心肌收缩力明显下降为主要特征的一类心肌病，病因尚未完全明了，主要与病毒感染、遗传代谢因素以及免疫功能紊乱等因素有关，可通过临床表现、心电图、超声心动图、心导管检查及心内膜活检等手段加以诊断。由于病因未明确，治疗主要针对充血性心力衰竭，包括控制心律紊乱及减少血栓形成，其中包括代谢物质缺乏的对因治疗、抗心律失常的药物治疗、心脏起搏器安装、心脏移植及针对抗心肌抗体的免疫学治疗等，目的是提高患者生存质量、延长寿命。目前针对基因缺陷所致的扩张型心肌病的基因治疗、心肌细胞移植等治疗成为研究热点，有望早期阻断心肌病的进展。

　　患者应避免疲劳，改善心肌代谢，促进心肌恢复，以不发生症状为宜，但并不主张完全休息。有心力衰竭及心脏明显扩大的患者，需卧床休息。避免酒精摄入、血压增高、呼吸道感染等诱发因素，保持良好的心态，积极配合治疗。青少年患者应尽早采取有效治疗手段，以避免猝死风险。

（肖婷婷）

—— 专家简介 ——

肖婷婷

肖婷婷，上海市儿童医院心脏内科主任医师、硕士研究生导师。

上海市医学会儿科专科分会青年委员会委员、心血管病学组秘书，中华医学会儿科学分会中西医结合学组委员等。

擅长先天性心脏病介入手术及先天性心脏病的术前诊断评估，心律失常的诊断及治疗，心内电生理检查，射频消融技术；在肺动脉高压、川崎病、心肌病等心脏疾病诊治方面有丰富经验。

消化系统

85. 宝宝对奶粉过敏，可以吃羊奶粉吗

通常所说的"对奶粉过敏"主要是指对牛奶蛋白过敏，即牛奶蛋白引起的异常免疫反应，是婴儿食物过敏的常见原因。牛奶中含有的酪蛋白、α乳白蛋白、β乳球蛋白等，对宝宝来说都是异种蛋白，婴儿胃肠道屏障功能发育不完善，免疫功能低下，在出生后的最初几个月内接触最早和最多的抗原就是牛奶蛋白，如果父母是过敏体质，就极易发生食物过敏。常见症状为湿疹、喘息、呕吐、腹痛、腹泻、便血等，少数会发生速发性过敏反应、过敏性休克，甚至危及生命。

牛奶的乳蛋白主要由酪蛋白和乳清蛋白（主要成分为β乳球蛋白）组成，β乳球蛋白在牛奶中含量高，能抗胃酸和抗蛋白水解酶，直接通过胃肠道排出，不被吸收而进入血液循环，因此被认为是牛奶中最主要的过敏原。反刍动物（如羊、马）的奶中都含有β乳球蛋白，而且不同反刍动物奶中的β乳球蛋白存在相同或相似序列，存在交叉反应，因此对牛奶蛋白过敏的宝宝若用羊奶等代替牛奶，仍存在较大的过敏风险。对牛奶过敏的宝宝，应在医生指导下进行食物回避，改用深度水解奶粉或氨基酸奶粉喂养。

特别提醒

羊乳所含蛋白质较牛乳为高，脂肪含量为兽乳中较高的，形成的脂肪球较牛乳细小，易消化。缺点是维生素B_{12}、叶酸含量低，长期饮用羊乳，而未合理补充以上两种营养物质，可发生巨幼红细胞性贫血。

（吴良霞）

—— 专家简介 ——

吴良霞

吴良霞，主任医师、硕士生导师，上海交通大学附属第六人民医院儿科行政副主任。

上海市医学会儿科专科分会委员，上海市医学会急诊医学专科分会儿科学

组委员，上海市医学会肝病专科分会遗传代谢肝病组委员。

擅长儿童反复呼吸道感染、支气管哮喘、慢性咳嗽、肺炎、过敏性疾病、腹泻等的诊断、治疗与预防。

86. 宝宝大便里有血，是吃坏东西了吗

宝宝大便里有血，原因众多。血便的颜色反映出血的部位和出血量：食管、胃或小肠出血，常为柏油样便；结肠、直肠出血多为成形大便外有鲜血附着；吃坏东西所致的便血，大便中除了有血还有黏液，即脓血便，医学上称之为感染性腹泻，大便化验可见大量白细胞、红细胞、吞噬细胞，常伴有呕吐、腹痛、排便次数增加、发热，甚至惊厥、休克。如果宝宝经常有黄色大便表面带血，要警惕肠息肉、消化道畸形、牛奶蛋白过敏等。还有些宝宝经常便秘，大便干结，排便时肛门黏膜破损、肛裂，常常是便后滴血或大便表面带有血丝。因为排便时肛门很疼，所以孩子往往惧怕大便，这样更加重便秘。在婴幼儿中，肠套叠所致的便血也不少见，表现为间歇性哭吵、腹痛、呕吐、大便呈果酱样，需立即去医院急诊灌肠复位。一些急腹症，如坏死性小肠结肠炎、嵌顿性疝、肠扭转、肠梗阻，严重的消化性溃疡出血等，皆可引起便血，常常病情危重，需要紧急处理。此外，过敏性紫癜、出血性疾病、溃疡性结肠炎等，也可导致便血。

特别提醒

宝宝大便里有血，给了家长一个就医信号，应及时去医院就诊，有些疾病的诊断要借助化验和影像学检查，处理是否及时预后完全不同。

（吴良霞）

87. 1岁多的宝宝为什么还经常呕吐

孩子成长过程中，许多都有过呕吐现象，这也是许多儿科疾病的表现之一。呕吐是指一些致吐的因素刺激呕吐中枢引起食管、胃、肠等消化道的逆蠕动伴有腹肌强力痉挛性收缩，迫使胃内容物从口腔、鼻腔排出。婴儿的胃略呈水平位，胃平滑肌发育尚未完善，在充满液体食物后易扩张，贲门部肌张力低，幽门括约肌发育较好，因此，易发生幽门痉挛而出现呕吐。宝宝胃酸和各种消化酶的分泌均较成人少，且酶活性低下，消化功能差，如果喂的食物过多、过热或过凉，喂得

儿科名家话健康

过急或喂时体位不合适(头位过低),均很易溢乳和呕吐。随着宝宝长大,家长只要做到细心喂养,基本上可以避免呕吐的发生。至于疾病所致的小儿呕吐,涉及范围很广,包括消化系统和全身各个系统。婴幼儿期常见胃食管反流、胃肠炎、脑炎、消化道畸形、急腹症(阑尾炎、肠套叠、腹膜炎、肠梗阻)等。经常呕吐、伴有烦躁等情绪改变的患儿,家长要警惕颅内肿瘤的发生,及时带宝宝去医院检查。

(吴良霞)

88. 母乳喂养的宝宝 5～6 天才排便 1 次正常吗

母乳营养生物效价高,成分配比合理,易被宝宝利用,是满足婴儿生理和心理发育的最好天然食物。母乳所含酪蛋白为 β 酪蛋白,含磷少、凝块小,白蛋白为乳清蛋白,且酪蛋白与乳清蛋白的比例适当,在胃内形成的凝块细小柔软,很适合宝宝消化吸收。母乳中乙型乳糖含量丰富,利于双歧杆菌、乳酸杆菌生长,并产生 B 族维生素,利于促进肠蠕动。因此,通常情况下,纯母乳喂养的宝宝每天要排便 2～3 次,且大便性状正常。如果宝宝 5～6 天才排便 1 次,医学上可诊断为便秘,90% 为功能性便秘,少数为肠道疾病所致。常见原因有喂养不当、膳食纤维摄入不足、憋便行为、肠道功能紊乱、精神因素、遗传代谢因素、巨结肠等。如果宝宝进食偏少,消化后液体吸收,余渣少,可致大便减少、变稠;奶中含糖量不足时,肠蠕动弱,也可使大便干燥导致便秘。当然,大便的性状和食物成分关系也十分密切,如果食物中含大量蛋白质而碳水化合物不足,肠道菌群对肠内容物发酵作用减少,大便易呈碱性、干燥,导致便秘。如果排除了饮食因素,宝宝仍经常 5～6 天排便 1 次,同时有明显腹胀、不安、哭吵等症状,要当心先天性巨结肠、呆小症、肠道结构异常等,应及时去医院就诊。

(吴良霞)

89. 宝宝哭吵是肠痉挛吗

哭吵是婴儿的一种本能反应,宝宝常用哭吵来表达感觉及寻求帮助,如饥饿、口渴、尿布潮湿、惊吓、皮肤瘙痒等;某些疾病如感冒时鼻腔堵塞、红臀、皮肤皱褶处糜烂、口腔溃疡、中耳炎、肠套叠、脑部疾病、维生素 D 缺乏等,也可引起哭吵。当然,肠痉挛也是宝宝哭吵的常见原因,多与喂养不当有关,奶喂得过勤、过多,喂奶后不注意排气,添加辅食不当,食物不能完全消化又有空气,会引起胃部膨胀和呃逆,有时呕吐,大便变稀,腹部不适或腹痛,引起哭闹。还有部分宝宝有乳糖不耐受症,乳糖酶减少或活性低下导致乳糖水解不充分,过多的未水解的乳糖到达结肠后,在菌群作用下发酵成脂肪酸和氢气,刺激肠壁增加蠕动,宝宝因腹部不适,常不安宁,严重时可引起肠绞痛,致宝宝哭吵。随着过敏性疾病发病率增加,牛奶过敏引起的肠痉挛亦不少见,由对牛奶中 β 乳球蛋白过敏引起,主要表现为哭吵、呕吐、腹泻、便血、湿疹、喘息等。值得注意的是,宝宝哭吵要排除肠套叠和嵌顿性疝,如果表现为阵发性剧哭,伴呕吐、面色苍白、精神萎靡、排果酱样便或血便,应立即去医院就诊。

特别提醒

宝宝经常哭闹不安,特别是当宝宝出现明显反常表现时,切不可将宝宝放在床上任其哭闹,不理不睬,要及时去医院就诊,以免延误病情,发生意外。

(吴良霞)

90. 宝宝拉肚子,少吃点就好了吗

有些家长觉得宝宝拉肚子,胃肠道功能不好,应该少给他吃东西,免得增加肠道负担。这一观点是不科学的。没有医生的合理指导,家长不宜随意减少腹泻宝宝的喂养量,但若出现一吃就拉的情况,可以考虑改换为少食多餐的喂养方式或适当调整饮食结构。对于多数急性腹泻且症状较轻的宝宝,应鼓励继续喂养,推荐食用日常已习惯的食物。研究证明,腹泻早期进食有助于改善肠内渗透压,缩短腹泻病程,改善患儿的营养状况。少吃或不吃可能导致营养摄入不足,肠道修复延缓,病程迁延。根据 2016 年制定的《中国儿童急性感染性腹泻病临床实践指南》:急性腹泻病期间,在口服补液或静脉补液开始后,应尽早恢复进食;给予与年龄匹配的饮食,母乳喂养的婴儿应鼓励继续母乳喂养,配方奶喂养者可选择更换低乳糖或无乳糖配方奶,年龄较大的儿童,饮食不加限制,包括谷类、肉类、酸奶、水果、蔬菜;尽可能地保证充足的能量供应,在急性腹泻治愈后,应该额外补充因疾病所致的营养素缺失;但不推荐含高浓度单糖的食物,包括碳酸饮料、果冻、罐装果汁、甜点心和其他含糖饮料;也不推荐进食脂肪含量高的食物。此外,应避免刺激性食物。除非是重症腹泻,在医生的指导和其他营养治疗配合下,可考虑短期限制饮食,待病情好转后应积极恢复进食。对于慢性或反复腹泻的患儿，建议尽早就诊，明确病因。

（陈颖伟　颜伟慧）

—— 专家简介 ——

陈颖伟

陈颖伟，上海交通大学医学院附属新华医院消化内科主任医师、博士生导师。

中华医学会肠外肠内营养学分会第四届委员会儿科营养支持学组委员，中华医学会儿科学分会第十七届委员会消化学组委员，中国医师协会肛肠医师分会炎症性肠病学组委员，上海市医学会儿科专科分会第十届委员会委员。

擅长炎症性肠病、营养以及消化内镜等相关临床和基础研究工作。

91. 宝宝腹泻时可以饮用加糖和盐的白开水预防脱水吗

腹泻最重要的治疗就是补充水分和电解质，预防脱水。口服补液盐是非处方药，且价格便宜，可自行在药店方便购买。考虑到安全性和治疗效果，不建议家长自行配制糖盐水。口服补液盐是世界卫生组织推荐的治疗药物，配方经过多年研究、不断调整，对于溶液渗透压，钠、钾、氯等电解质浓度，葡萄糖的比例有精确要求，是最适合腹泻宝宝补充水分和电解质的，并非通过食盐和白糖简单调配。必须强调的是，即使是购买的口服补液盐，其配制方法也需严格按照说明书规范执行，不可随意加水冲配，否则可能导致配制好的溶液渗透压不合理，太稀或太浓均达不到最佳补液效果，甚至加重肠道负担，还可能导致水和电解质紊乱。只有最适宜的葡萄糖浓度才能使钠与水的重吸收达到顶峰。过高浓度的葡萄糖还可能引起渗透性腹泻，加重病情。此外，配方中所含的糖为葡萄糖，并非日常生活中所用的蔗糖。宝宝腹泻时往往会继发双糖酶缺乏，不能消化乳糖、蔗糖等双糖，摄入这些糖分过多会增加肠道渗透压，加重腹泻。腹泻期间，口服补液盐摄入量也不是越多越好，无明显脱水症状时，建议在每次稀便后，6 个月内的宝宝给予 50 毫升，6 个月～2 岁的宝宝给予 100 毫升，2～10 岁儿童给予 150 毫升，直至腹泻停止。

（陈颖伟　颜伟慧）

92. 宝宝患肠炎一定要使用抗生素吗

所谓肠炎,是指各种病原体感染引起的腹泻,可以是病毒、细菌、真菌等。无论是何种原因引起的肠炎,最重要的是补液治疗,以预防和治疗水、电解质、酸碱平衡紊乱,而是否使用抗生素则需根据病原体不同而异。儿童急性肠炎的病因多为病毒感染,以轮状病毒、诺沃克病毒最为常见,细菌性肠炎以大肠埃希菌属、弯曲菌属、沙门菌属以及志贺菌属多见。在我国,根据流行病学调查,每年有 2 个发病高峰,一个是在夏季(6～8 月),以细菌感染为主,另一个是在秋冬季(10～12 月),以轮状病毒感染为主。2016 年制定的《中国儿童急性感染性腹泻病临床实践指南》推荐:即使怀疑为细菌性腹泻时,也不首先推荐使用抗生素,因为大多数细菌所致的急性腹泻均是自限性的;而对于痢疾样腹泻患儿、疑似霍乱合并重度脱水者、早产儿、合并免疫缺陷病的儿童需应用抗生素治疗。病毒性肠炎,如轮状病毒肠炎是一种自限性疾病,通过发挥自身免疫力,1 周左右能自愈,目前尚无针对胃肠道病毒感染的特效药物,因此,治疗上不推荐使用抗病毒药物,更不需要使用抗菌药物。即使是细菌性肠炎,也有一部分不需要使用抗生素,如空肠弯曲菌肠炎,也是自限性的,只有病情重、病程迁延者(高热、血性便、病程超过 1 周)需早期抗生素治疗。滥用抗生素反而会导致肠道菌群紊乱,严重者可导致抗生素相关性腹泻,延长病程、加重病情。因此,大多数肠炎是不需要使用抗生素的,尤其是秋季腹泻。滥用抗生素的危害很大,需在医生的指导下合理应用。

（陈颖伟　颜伟慧）

93. 预防接种过轮状病毒疫苗或感染过轮状病毒 是不是就不会再患轮状病毒肠炎

预防接种过轮状病毒疫苗或感染过轮状病毒后可产生保护性抗体,但不能排除再次患轮状病毒肠炎的可能性。预防接种是通过将人工制备的病原微生物接种在健康人体内,使之产生相应抗体而获得保护作用的过程。针对轮状病毒产生的保护抗体是消化道 sIgA。轮状病毒根据其结构蛋白可分为多种亚型。机体接触某种亚型的轮状病毒后,所产生的抗体虽对其他亚型有一定的交叉反应,但并不能中和清除所有亚型。同样,感染过轮状病毒也只能产生针对部分亚型的保护作用。因此,当宝宝接触其他亚型的轮状病毒而体内并无相应的保护抗体时,仍有可能会患病。另一方面,机体产生的保护性抗体往往并非是持续终身的,随着时间推移,其效价会逐渐降低,保护作用就会逐渐减弱,仍有可能重复感染。临床试验表明,接种过轮状病毒疫苗或感染过轮状病毒的宝宝再次患轮状病毒肠炎的症状往往较轻,较少出现重症腹泻。目前口服的轮状病毒疫苗有效保护期是 1～2 年。在接种轮状病毒疫苗时,应结合当地轮状病毒的流行特点考虑接种类型。

(陈颖伟　颜伟慧)

94. 宝宝腹泻为什么要补锌

　　有些家长会担心,如果宝宝平时不缺锌而补锌的话,是否会引起锌过多甚至中毒。事实上,无论宝宝有无缺锌,腹泻时均应予以补锌治疗。这是因为补锌治疗有助于改善急性腹泻病和慢性腹泻病患儿的临床预后,减少腹泻病复发。在腹泻的情况下,锌元素的丢失会非常严重,机体处于负锌平衡状态,组织锌减少,而锌对于肠道黏膜的修复有积极作用,可刺激肠道免疫反应,保护肠上皮紧密连接,促进消化道吸收功能,减少分泌功能。研究表明,补锌可使急性腹泻的平均持续时间减少,使腹泻迁延或持续为慢性的概率减低,还可降低腹泻导致的死亡率。目前,锌已被列入世界卫生组织基本药物目录,用于腹泻治疗,国内外的多个腹泻治疗指南也均推荐补锌。2016 年制定的《中国儿童急性感染性腹泻病临床实践指南》中推荐的治疗方案为:急性感染性腹泻病患儿进食后即予以补锌治疗,6 个月以下的患儿,每天补充元素锌 10 毫克(相当于葡萄糖酸锌 70 毫克,硫酸锌 50 毫克);6 个月以上的患儿,每天补充元素锌 20 毫克(相当于葡萄糖酸锌 140 毫克,硫酸锌 100 毫克),疗程为 10～14 天。只要按推荐剂量与疗程服用,家长可不必担心补充超量的问题。

(陈颖伟　颜伟慧)

95. 宝宝为什么总说"肚子痛"

　　腹痛是小儿常见症状之一,引起小儿腹痛的原因有很多,可以是腹内脏器病变,也可以是腹外病变;可以是器质性的,也可以是功能性的;可以是内科疾病,也可以是外科疾病,少数为妇产科疾病。由于儿童消化系统发育不完善,更容易出现功能性腹痛，但发生腹痛时需至医院检查，排除器质性疾病。外科急腹症所致的急性腹痛有急性阑尾炎、急性胆囊炎、肠套叠、嵌顿性腹股沟斜疝、脏器破裂或穿孔；内科疾病所致的急性腹痛有急性胃肠炎、急性胰腺炎等；腹外疾病所致的急性腹痛有急性心肌炎、过敏性紫癜、糖尿病酮症酸中毒等。慢性再发性腹痛包括慢性阑尾炎、肠蛔虫症、慢性胃炎或溃疡、便秘等。患儿年龄不同，腹痛原因也有所不同。需要注意的是，如果出现剧烈腹痛、发热、呕吐、果酱样便、体重下降等表现，需要立即就诊。在没有明确病因之前，尽量不用止痛药物，不然可能会掩盖病情。去医院就诊前，家属需观察患儿腹痛部位、程度、持续时间、有无诱发或缓解因素，观察有无伴随腹泻、呕吐、皮疹等其他症状，以便就诊时提供病史。

（黄　瑛　王胜楠）

—— 专家简介 ——

黄　瑛

黄瑛，复旦大学附属儿科医院消化科主任、内镜室主任。

中华医学会儿科学分会第十七届委员会消化学组副组长，上海市医学会儿科专科分会第十届委员会委员兼秘书、消化学组组长，中华医学会肠外肠内营养学分会第四届委员会儿科营养支持学组委员，《中华儿科杂志》《中华实用儿科临床杂志》编委等。

擅长儿童消化系统疾病、儿童胃肠镜诊治，儿童营养支持等。

96. 幽门螺杆菌一定要根除吗

幽门螺杆菌（Hp）与慢性胃炎、消化性溃疡、胃癌、胃黏膜相关淋巴组织淋巴瘤的发生密切相关，1994 年世界卫生组织将其列为 I 级致癌物。成人幽门螺杆菌感染大多在儿童期获得，一旦感染，很少自然根除，严重者可引起组织恶变。全世界约一半人感染幽门螺杆菌，其中仅少部分人有临床症状。目前认为，宿主对细菌的反应、暴露的环境和 Hp 的毒力因素共同决定了感染者是否会发展成临床疾病。在发展中国家，儿童是幽门螺杆菌感染的高危人群。儿童幽门螺杆菌感染率随年龄的增加而上升。幽门螺杆菌感染会导致胃癌，但儿童感染幽门螺杆菌后不一定都要根除，要结合患儿的自身情况来判断是否需要根除治疗。专家共识建议，儿童幽门螺杆菌必须根除的有以下情况：消化性溃疡、胃黏膜相关淋巴组织淋巴瘤。可考虑根除的有：①慢性胃炎；②有胃癌家族史；③不明原因的难治性缺铁性贫血；④计划长期服用非甾体抗炎药(包括低剂量阿司匹林)；⑤监护人或儿童本人强烈要求治疗。除了根除幽门螺杆菌，日常家庭生活中，应注意饭前洗手、分餐制，如有条件可进行餐具消毒，尽量避免外出吃饭，如果家庭中有成员感染幽门螺杆菌，建议全家集体治疗。

（黄　瑛　王胜楠）

97. 宝宝把硬币吃下去了，要开刀吗

6月龄至6岁为儿童上消化道异物高发年龄段，异物以鱼刺、硬币、电池、磁铁和玩具居多。宝宝吞硬币后大部分可以自然排出，但部分需要内镜或手术干预。在怀疑宝宝吃硬币后，应至医院完善X线片确定是否有消化道异物，评估异物的位置。当X线片提示硬币在食管内，患儿有气促、呼吸困难等气管受压表现，或出现吞咽唾液困难、流涎等食管梗阻表现时，需急诊内镜取出。若患儿无任何不适，经过3～4周硬币仍滞留在胃内，也需要内镜取出。若患儿出现剧烈腹痛、呕吐等肠梗阻表现，需至急诊外科就诊。平时应尽量避免给3岁以下婴幼儿玩硬币或其他小物品，对于稍大年龄儿童要进行教育，不要将硬币等异物放入口腔内玩耍，以免误吞。

（黄　瑛　王胜楠）

98. 宝宝才6岁，能做胃镜吗

胃镜检查是指借助一条纤细、柔软的管子伸入胃中，医生可以直接观察食道、胃和十二指肠的病变。并对可疑病变部位进行病理活检，进一步明确诊断。一般来说，患儿出现下述情况，医生会安排做胃镜检查：①反复发作性腹痛，尤其是上腹痛、脐周痛；②反复呕吐，严重者伴吐血；③有明显的上腹饱胀、嗳气、反酸、纳呆和胃部灼热感；④原因不明的黑便和呕血；⑤原因不明的贫血；⑥不能用心肺疾病解释的胸闷和胸骨后疼痛；⑦上消化道异物。目前，儿童胃镜检查技术已经非常成熟，安全系数也很高。做胃镜前需禁食、禁水6～8小时。检查前需服用局部麻醉药缓解患儿的咽部不适。医护人员会亲切地安抚患儿以减轻紧张和陌生感，检查过程中也会非常注意技巧和步骤。胃镜检查后需禁食2小时，然后可食柔软、易消化的食物。胃镜检查的并发症(如穿孔、出血、咽后壁出血等)

罕见，若检查后发现患儿腹痛加重或有呕血、便血，应立即去医院就诊。总之，如果医生建议患儿进行胃镜检查，家长或患儿应充分配合医护人员，检查痛苦很小，而且相当安全。

（黄　瑛　周　颖）

99. 宝宝总长口腔溃疡，是上火吗

口腔溃疡是口腔黏膜疾病中发病率最高的一种，感冒、消化不良、精神紧张、郁闷等情况均能引起口腔溃疡，好发于唇、颊、舌缘等处，在黏膜的其他部位也能出现。口腔溃疡是儿童多发病，很多孩子患了口腔溃疡后通过饮食调节和药物治疗，过一段时间就痊愈了，但也有一些孩子反复发作，嘴里的这个没好那个就接着来，让孩子异常痛苦。反复发作的原因可能有：①感染和免疫力低下。复发性儿童口腔溃疡一般由病毒、细菌感染或免疫力低下等原因造成。②缺乏维生素和微量元素。③一些免疫性疾病如克罗恩病、白塞病。

反复口腔溃疡的孩子平日应多进行体育锻炼，增强抵抗力，避免感冒等诱发因素。应该注意口腔卫生，避免损伤口腔黏膜，避免辛辣性食物和局部刺激；要保持心情舒畅，乐观开朗，避免着急；要保证充足的睡眠时间，避免过度疲劳。另外，要注意生活规律和营养均衡，养成良好的排便习惯，防治便秘。

（黄　瑛　王胜楠）

泌｜尿｜系｜统｜

100. 为什么要定期进行尿液及超声检查

泌尿系统疾病是影响儿童健康的常见疾病，大部分患儿起病隐匿，病初可能症状不明显或完全没有症状，如未能及时就医，病情可能会迁延进展，其中一部分可能会发展为慢性肾功能衰竭，甚至尿毒症，给家庭、社会造成巨大经济负担，也影响儿童身心健康。

肾小球肾炎和先天性肾脏、尿路畸形是导致儿童尿毒症的两大主要原因，而这些疾病均可通过简易的检验、检查被早期发现。尿常规是医院"三大常规检查项目"（血常规、尿常规、粪便常规）之一，是不可忽视的一项基本检验，主要检测尿蛋白、尿糖以及尿有形成分（包括红细胞、白细胞和管型等）。肾小球肾炎早期，尿液可发生红细胞或尿蛋白增多等异常改变，通过尿常规可快速发现端倪，为肾脏疾病诊断提供重要线索。

超声检查可以理解为给人体的泌尿系统"摄像"或"拍照"，可真实反映泌尿系统的大体结构是否存在异常，还可发现如结石、肿块等问题。先天性肾脏和尿路畸形儿童常常"看似正常"，但在泌尿系统超声检查下可被轻易识别。

因此，小小尿常规和泌尿系统超声检查对肾脏和泌尿系统疾病的早期发现大有用处；定期检查尿常规和超声，可以帮助了解病情变化，评价治疗效果。

特｜别｜提｜醒｜

学校尿液筛查是学龄期儿童早期发现肾小球肾炎的重要途径，二次尿液试纸检测是操作简单、成本低、敏感性高的方法；新生儿出生后，泌尿系统超声筛查是早期发现先天性肾脏和尿路畸形的重要手段。

（徐　虹）

—— 专家简介 ——

徐　虹

徐虹，复旦大学附属儿科医院肾内科主任医师、教授、博士生导师。

中国医师协会儿科医师分会肾脏病专业委员会主任委员，上海市医学会儿科专科分会肾脏病学组组长，上海市肾脏发育和儿童肾脏病研究中心主任等。

长期从事儿科肾脏疾病领域的临床、教学、研究和防治工作。

101. 宝宝"泡沫尿"需做什么检查

经常有家长问医生，"孩子的小便中泡沫很多，是不是患了肾炎?"其实，家长不必过多纠结尿中泡沫的多少，只需去医院做一个尿常规检查即可见分晓。

尿常规只需取 10 毫升尿液，通过一些化学手段，就能快速检测出尿中是否有蛋白。这个方法简单易行，结果可靠，可以很灵敏地检测出 20～500 毫克的蛋白。尿常规除了可以检查尿蛋白以外，还可以检查尿酸碱度、红细胞和白细胞、尿糖及酮体。可以初步判断肾小管酸中毒、尿路感染、血尿和糖尿病等。一个简单的尿常规检查，可以发现很多肾脏问题，是肾脏病专科门诊中最常用、最基本的检查手段。

（朱光华）

—— 专家简介 ——
朱光华

朱光华，主任医生、教授、硕士生导师，上海市儿童医院肾内科主任。

中华医学会儿科学分会肾脏病学组委员，上海市医学会儿科专科分会肾脏病学组副组长，《中国实用儿科杂志》《临床儿科杂志》《实用儿科临床杂志》《中国小儿急救医学杂志》《中国临床实用医学杂志》编委等。

102. 宝宝"鱼泡眼"都是哭肿的吗

家长早晨起来发现宝宝的眼睛肿了，往往会认为是昨天哭得太多引起的，不加理会。但这种情况如果延续多日，要警惕是否肾脏出了问题。虽说引起水肿的原因很多，如心脏、肝脏、甲状腺疾病和营养不良都可以引起水肿，但肾脏疾病是水肿最常见的病因。肾性水肿是肾脏病的重要表现，轻者表现为体重增加，晨起眼睑水肿。重者可以全身水肿、腹水和胸水。肾性水肿可以分为凹陷性水肿和非凹陷性水肿。前者特点是指压凹陷，指起不复，主要见于肾病综合征。后者特点是指压凹陷，指起即复，见于各种肾炎。当发现后者眼睑出现水肿时，千万不要大意，要及早做尿常规检查。

（朱光华）

103. 儿童也会肾积水吗

　　肾脏产生尿液,输尿管将肾脏产生的尿液输送到膀胱。正常情况下,肾盂收缩舒张的协调动作,在肾盂产生一定的静水压,保证尿液顺利通过输尿管进入膀胱。各种原因引起的尿路梗阻导致尿液排出障碍,过多的尿液积存于肾盂内,形成肾盂、肾盏扩张,统称肾积水。肾积水会引起肾盂内压力增加,肾内血管受压、缺血,进而出现肾功能受损、肾脏萎缩。儿童肾积水多为先天因素,梗阻部位多在肾盂输尿管连接部。轻度肾积水多无明显症状,严重者可出现腹部囊性肿块、腰腹部胀痛感,部分合并结石、感染、出血时可有相应的临床症状。B超是筛查肾积水的首选方法。利尿性肾图可以评估肾功能损害情况,对判定是否需要手术治疗提供帮助。利尿性肾图也可作为手术(肾盂成形术)后肾功能恢复的监测手段。争取尽早解除梗阻、恢复肾功能,是治疗肾积水的关键。手术治疗还是随访观察,需要综合不同年龄段肾积水的程度、肾功能损害情况以及有无临床症状等多种因素决定。经典的外科手术,能成功解除梗阻并改善 90％肾功能。

（卫敏江）

—— 专家简介 ——

卫敏江

　　卫敏江,主任医师,上海交通大学医学院附属新华医院小儿门急诊科行政主任。

　　中华医学会儿科学分会肾脏病学组副组长,中国医师协会儿科医师分会肾脏病专业委员会委员等。

　　擅长各类儿童肾脏疾病的诊断和治疗。

▲ "新华儿肾"
上海交通大学医学院附属新华医院儿科/肾内科微信平台

104. 宝宝"小鸡鸡"红肿发热怎么办

"小鸡鸡"红肿发热多数是尿路感染。年龄稍大的儿童可出现尿频、尿急、尿痛症状，婴儿表现为排尿哭吵、尿液异味、尿液浑浊、拒奶、呕吐等症状。感染的病原体中多数是细菌，细菌会沿着尿道逆行至膀胱、肾盂，引起肾盂肾炎，表现为发热、腰酸、腰痛等症状；严重者细菌可进入血液引起败血症。发现"小鸡鸡"红肿伴发热应及时就医，做尿常规、尿培养、血常规、泌尿系统 B 超等检查，及时应用抗生素杀灭细菌，治疗要正规且足疗程，避免尿路感染反复发生。适当多喝水，及时排尿，尿液对尿道的冲刷能起到清洁尿道的作用，促进尿路感染的康复。包皮过长容易藏污纳垢，细菌极易繁殖、逆行引起泌尿道感染，洗澡时应将包皮尽量上翻，彻底清洁外阴。平时应养成良好的排便习惯，便后从前往后擦拭屁股，避免污染尿道口。

特 别 提 醒

反复尿路感染者，尤其是小婴儿，需要考虑先天性泌尿道畸形的可能。可以完善泌尿道 B 超、肾静态扫描显像（DMSA）等检查，如果泌尿道 B 超提示输尿管扩张或肾盂积水、DMSA 提示有瘢痕形成，还需要在感染控制后做排泄性膀胱尿路造影（MCU），以明确是否存在膀胱输尿管反流等异常。

（李玉峰）

—— 专家简介 ——
李玉峰

李玉峰，副主任医师，上海交通大学医学院附属新华医院小儿肾脏内科行政主任。

上海市医学会儿科专科分会肾脏病学组委员，上海市医学会儿科分会青年委员会委员兼秘书。

擅长各类复杂泌尿道感染及儿童肾脏疾病的诊治。

105. 如何远离尿床

我们俗称的"尿床"，专业术语叫儿童遗尿症，指 5 周岁以上的孩子夜间不能从睡眠中醒来而发生无意识的排尿，每周超过 2 次，持续时间超过 3 个月。据统计，5 岁以上儿童 16％ 患有遗尿症，虽然每年有 15％ 的患儿可以自然痊愈，但仍有 0.5％～2％ 的患儿夜间遗尿症状会持续到成人后。持续存在的夜间遗尿将严重影响孩子的自尊心与自信心，引起注意力不集中、焦躁、多动、孤僻等心理异常，可能伴有社交恐惧，遗尿对孩子的影响巨大而且深远。同时，孩子尿床也严重影响家长的生活质量，半夜更换被褥、清洗等，既会影响孩子的睡眠也会让家长为此产生焦虑情绪。

儿童夜间遗尿的病因比较复杂，可能跟遗传、神经系统、内分泌系统、泌尿系统、心理等多种因素相关。膀胱充盈不能引起大脑中枢觉醒是夜间遗尿的基础病因，夜间尿量增多和膀胱容量偏小是夜间遗尿的触发因素。尿床不是任何人的错，这是一个常见的疾病症状，它能够且应该得到妥善治疗。我国已经建立《儿童单一症状夜遗尿疾病管理专家共识》，大部分的儿童单症状性夜间遗尿可被有效治愈。如您的孩子还在受夜间遗尿困扰，请及时就诊，不要让您孩子的未来"折翅在床单上"。

（李玉峰）

106. 宝宝尿血怎么办

血尿，是指新鲜清洁中段尿液离心后的沉渣，用显微镜检查，在高倍镜下红细胞超过 3 个。尿中有大量红细胞时，尿液可以为红色。要注意的是，如果尿液中的红细胞不是来自泌尿系统如肾脏、输尿管、膀胱和尿道，为假性血尿；尿外观为红色而在尿中没有红细胞也不是血尿，常见于食用火龙果等食物或服用药物如利福平和铁剂，停用这些食物或药物后尿色很快恢复正常。

引起孩子血尿的原因很多，主要是泌尿系统疾病，部分是全身性疾病，如血液系统疾病中的凝血异常和血小板减少、免疫系统疾病中的系统性红斑狼疮和过敏性紫癜等。一旦明确有血尿，一定要去看儿童肾脏科医生，进行全面检查，如果除了血尿外，没有发现其他异常，不必太担心，单纯血尿一般肾脏病变轻微，预后较好，按医生要求定期随访观察即可。

特 别 提 醒

①尿常规检查最好用晨尿，也就是晨起的第二次尿。晨起第一次尿为夜尿，夜尿中红细胞的形态会发生改变，不能反映尿液的真实情况。留尿前不要大量

饮水，清洁尿道口和留中段尿也很重要。②注意观察尿色、尿量、泡沫尿等情况，若有异常，及时就诊。③避免使用肾毒性药物。④保持良好生活习惯，适量运动，健康饮食。

（周　纬）

—— 专家简介 ——

周　纬

周纬，主任医师，上海儿童医学中心肾脏风湿科主任。

中华医学会儿科学分会免疫学组委员，中国医师协会儿科医师分会儿童风湿免疫专业委员会常委，上海市医学会儿科专科分会儿童肾脏病学组副组长，上海市医学会风湿病专科分会委员。

107. 对肾病患儿如何进行饮食管理

肾病患儿如何在疾病和生长发育之间取得平衡，这是爸爸妈妈们最担心的问题。肾病患儿饮食需要注意以下几个方面。

（1）盐摄入：显著水肿和严重高血压时应短期限制水和盐，一般以每日食盐量 $1\sim2$ 克为宜，禁食腌制品；水肿消退、血浆白蛋白接近正常时可不必继续限盐。

（2）蛋白质摄入：肾病综合征患儿在无肾功能衰竭时，应给予优质蛋白质饮食（每日每千克体重 $1.5\sim2$ 克），以动物蛋白（乳、鱼、蛋、禽、牛肉）为宜，有助于缓解低蛋白血症及一些并发症；高蛋白饮食可以加快肾小球疾病进展，因此对于慢性、非活动期的肾病综合征患者应摄入较少量高质量的蛋白质（每日每千克体重 $0.7\sim1$ 克）；当出现肾功能不全时，应低蛋白饮食（每日每千克体重 $0.5\sim0.7$ 克）。进食的蛋白质中，优质蛋白要占蛋白总量的 $60\%\sim70\%$。

（3）脂类摄入：为减轻高脂血症，这类儿童需要清淡饮食。少进食富含饱和脂肪酸（动物油脂）的食物，多吃富含多聚不饱和脂肪酸（如植物油、鱼油）及富含可溶性纤维（如燕麦、米糠及豆类）食物，水果需要多吃。

（4）微量元素及维生素的补充：肾病综合征患儿肾小球滤过膜的通透性增加，尿中除丢失大量蛋白质外，还同时丢失与蛋白结合的某些微量元素及激素，使人体钙、镁、锌、铁等元素缺乏，应给予适当补充。可进食含维生素及微量元素丰富的蔬菜、水果、杂粮、海产品等食物。血钾过高时要限制含钾高的食物（有叶蔬菜、水果、果汁）。对于高尿酸患儿，应该以低嘌呤饮食（如菠菜、橙子、玉米、苹果、面粉、白米等）为主。

（5）能量的补充：患儿应摄入充足的能量以保证生长发育和氮平衡，这对肾功能不全的患儿尤为重要，总能量摄入量为每日每千克体重 125.58～146.50 千焦。

如果爸爸妈妈们可以遵循以上原则为宝宝准备饮食，则不必恐慌，合理饮食不会加重孩子们的病情，反而能对孩子病情的恢复提供帮助。

（黄文彦　冯　丹）

—— 专家简介 ——

黄文彦

黄文彦，上海市儿童医院肾脏风湿科主任医师、教授、博士生导师。

中华医学会儿科学分会免疫学组委员，中国医师协会儿科医师分会风湿免疫专业委员会常委，上海市医学会儿科专科分会委员，上海市医学会肾脏病专科分会委员，《中华儿科杂志》编委等。

擅长儿童难治性肾病、IgA 肾病、紫癜性肾炎、狼疮性肾炎、幼年特发性关节炎以及急、慢性肾衰等的诊断及治疗；尤其在儿童难治性肾病综合征，先天/遗传性肾脏病诊治方面有独到见解。

108. 肾病激素治疗利弊如何

自 1935 年 Edward 分离出可的松以来，糖皮质激素（简称"激素"）作为一种有效的抗炎、抗过敏、抑制免疫药物，已在临床得到广泛应用。尤其在肾脏疾病和自身免疫性疾病的治疗中，激素已经成为不可或缺的药物之一。根据其半衰期，可分为短效激素、中效激素、长效激素。

其实，大家大可不必觉得激素如此神秘，人体内也会分泌糖皮质激素，主要调节体内物质代谢，如果体内激素分泌缺乏，也会导致很多疾病。应用于疾病治疗时，一般为药理剂量，药理剂量的激素具有影响物质代谢、抗炎、抗过敏、抗休克、抑制免疫反应、允许作用（给其他激素发挥作用创造有利条件），这些作用使它成为医生的一个有力"武器"，可以帮助患儿战胜过敏、自身免疫疾病、肾脏病等疾病，使患儿恢复健康。但激素又是一把双刃剑，偶尔也会有不良反应。长期大剂量应用激素可能会出现消化道溃疡、骨质疏松、生长缓慢、糖尿病、库欣综合征等。如果严格掌握激素的适应证，进行规范化及个体化治疗，在应用过程中严密监测可能出现的不良反应并及时处理，激素就会呈现利大于弊的效果。

随着医学的发展，循证医学和精准医学理念的推进，激素的规范化及个体化治疗会被广泛接受，肾病的治疗也可能迎来新的突破。

（黄文彦　冯　丹）

109. 儿童肾病邂逅高血压，应注意什么

儿童高血压有不同的标准，一般认为学龄前儿童血压持续高于 120/80 毫米汞柱，学龄儿童高于 130/90 毫米汞柱为高血压。

肾脏疾病产生高血压有以下两种情况：①肾实质损害，肾脏处理水、钠的能力减弱，出现水钠潴留，使血容量增加，产生高血压；②肾实质疾病和肾血管病变致肾内血液灌注压降低和肾缺血，引起血管紧张素 Ⅱ 活性增高，全身小动脉管壁收缩而产生高血压。肾素及血管紧张素 Ⅱ 又能促使醛固酮分泌增多，促进水钠潴留，使血容量增加，而加重高血压。持续高血压反过来引起肾脏小动脉硬化、肾小球高灌注高滤过和肾小球萎缩，加重肾脏病变，造成肾功能下降。

产生高血压的常见儿童肾脏疾病有：急性链球菌感染后肾炎，肾病综合征，紫癜性肾炎，狼疮性肾炎，溶血尿毒综合征，反复上尿路感染，反流性肾病，肾脏发育异常，肾血管病变和糖皮质激素等药物治疗不良反应。

无论是患有哪种类型肾脏疾病的患儿，都应注意以下几点：①定期测量血压。②平时注意有无头痛、头晕、视物模糊和烦躁不安等症状，如有异常，及时就诊。③保持良好生活习惯，限制盐摄入，控制体重。④有效治疗原发病。⑤严格按医嘱用药，特别是糖皮质激素类药物。⑥如肾脏病合并高血压，需要积极治疗，将血压控制在合理的范围内。

（周　纬）

110. 肾病"小矮人"是怎么回事

"肾病"的学名为原发性肾病综合征，以大量蛋白尿、低白蛋白血症、高脂血症和不同程度水肿为临床特征，是儿童常见的肾小球疾病。部分患儿会出现身高增

长减慢,甚至完全停滞的现象,可表现为骨龄延迟,身高落后于同龄正常儿童等。引起肾病患儿生长障碍的原因可能是多方面的,体内生长激素水平减低是最根本的原因,其可因疾病活动期生长激素从尿液中丢失引起,长期大剂量服用糖皮质激素,导致儿童体内生长激素分泌功能受损可能是主要原因。

糖皮质激素(简称"激素")是目前治疗肾病的首选药物,其对体内生长激素分泌的影响,主要与服用激素的疗程相关。目前国内多采用中程疗法,一般会尽快减量至隔日治疗,往往不会对患儿的最终身高造成影响,但仍可能延缓青春期及随之而来的生长高峰期的到达;停服激素后,部分患儿体内生长激素分泌异常可得到缓解。但难治性肾病患儿,常需大剂量和长时间激素治疗,对儿童身高的抑制更为明显。

因此,在服用激素期间需要定期评估肾病患儿身高和骨龄,对经评估提示身高增长缓慢、骨龄延迟的肾病患儿,可早期应用重组人生长激素治疗,防止影响最终身高。

(徐　虹)

111. 儿童尿毒症是不治之症吗

儿童也会"肾不好",甚至进入终末期肾病阶段,即尿毒症,此时,需要进行肾替代治疗——透析或肾移植。透析可分为腹膜透析与血液透析,腹膜透析可以说是儿童首选的透析方式;肾移植是肾脏替代治疗的最佳方法。移植与透析相比,患儿所受的限制更少,生活质量更高,但移植后需特别注意免疫抑制剂的应用,包括药物的不良反应和感染情况。在发现儿童患有尿毒症后,可根据自身和家庭情况,选择合适的透析方式,等待移植肾源。近年来,有越来越多的患儿成功移植,获得新生。

另外,尿毒症患儿常常存在代谢性酸中毒、水电解质紊乱、贫血、高血压、代谢性骨病、营养不良、身材矮小等慢性及急性并发症,需要各种药物控制。如纠正电解质紊乱、酸中毒,服用磷结合剂、钙剂、活性维生素 D 等,贫血患者需要补充铁剂和促红细胞生成素,高血压患者需要监测血压,服用降压药。除了药物以外,还需要注意饮食,控制盐、磷、蛋白的摄入,保证有充足的热量和营养以助生长发育。

需要指出的是,尿毒症并不是"世界末日",通过合理的治疗,仍能获得生命的延续和良好的生活质量。部分尿毒症患儿回归社会,跟其他人一样生活、工作、学习。因此，需要保持良好的心态，积极面对疾病。

（徐　虹）

112. 儿童透析方式有哪几种

当残余肾功能逐渐减退、进入终末期肾病（即尿毒症）阶段时，患儿需要进行肾脏替代治疗，即透析和肾移植。根据机制的不同，透析分为两种，即腹膜透析和血液透析。

腹膜透析可以说是儿童首选的透析方式。腹膜透析是利用腹膜作为半渗透膜，通过重力作用将配制好的透析液经导管灌入患者的腹膜腔，在腹膜两侧存在溶质的浓度差，高浓度一侧的溶质向低浓度一侧移动（弥散作用），而水分则从低渗一侧向高渗一侧移动（渗透作用）。通过不断更换腹腔透析液，达到清除体内代谢产物、毒性物质及纠正水、电解质平衡紊乱的目的。在儿童中多使用自动腹膜透析机进行透析治疗，通过特制的机器完成透析液的交换，减少了手工操作，减少了腹腔污染的机会，也可使每天的透析在夜间进行，患儿可以有规律地上学或参加正常的社会活动。

血液透析是利用半透膜原理，通过扩散、对流，将体内各种有害及多余的代谢产物和过多的电解质移出体外，达到净化血液的目的，并达到纠正水、电解质及酸碱平衡失调的目的。血液透析需要依靠血液透析机，一般需在医院进行治疗，长期血透患儿每周需要 3～4 天来院进行透析治疗，每次治疗 3～4 小时不等。

对于终末期肾病患儿的透析治疗，需要"医、护、患"三方通力配合，共同构建良好的治疗和随访管理体系。积极治疗、等待肾源，可有效提高患儿的生存率和生活质量。

（沈　茜）

—— 专家简介 ——

沈　茜

沈茜，主任医师、硕士生导师，复旦大学附属儿科医院肾脏科主任。

中国医师协会儿科医师分会肾脏病专业委员会秘书，中华医学会儿科学分会肾脏病学组副组长，上海市医学会儿科专科分会青年委员会常务副组长，上海市医学会肾脏病专科分会委员。

113. 肾坏了可以换新的吗

一般认为，达到慢性肾脏病 5 期，进入终末期肾脏病(尿毒症)阶段时，需要进行肾脏替代治疗(透析或肾移植)。

透析能治"标"，肾移植可治"本"。当把一只来自供体的健康肾脏成功"安装"到尿毒症患者体内时，患者就会产生尿液。肾移植是国际公认的儿童尿毒症最佳的肾脏替代治疗方法，成功的肾移植不仅能够缓解尿毒症症状、有效改善患儿生存率和生活质量，还能使患儿达到最佳的生长和认知发育状态。2014 年美国肾脏病数据系统资料统计显示，接受肾移植治疗的患儿 5 年生存率达 95％，而接受血液透析和腹膜透析治疗的患儿 5 年生存率分别为 76％和 81％。十余年来，儿童肾移植工作已在我国陆续开展，随着公民人体器官捐献工作的稳步推行，儿童肾移植工作也得到了一定的推进。

在等待合适肾源的同时，需要坚持高质量的透析，为肾移植手术做好准备，同时做好疾病的全面评估和综合管理，包括原发病的诊断和干预，透析充分性评估，并发症、合并症的纠正，以及疫苗接种的完善等，以有效提高患儿肾移植的成功率和改善长期预后。

（沈　茜）

神｜经｜系｜统｜

114. 什么是肌营养不良

肌营养不良（Muscular dystrophy，MD）是指一组由 30 多个遗传疾病导致的进行性的肌无力和骨骼肌运动退化。这类疾病的起病年龄、严重程度和影响的肌肉各有不同。肌营养不良全球均有发病，且可发生在所有种族，进行性假肥大性肌营养不良（DMD）和贝克肌营养不良（BMD）最为常见。不同的肌肉萎缩类型均可导致骨骼肌运动功能减退、进行性肌无力，大多数患者最终失去行走能力。有些类型也会影响心脏、消化系统、内分泌腺、脊椎、眼睛、大脑和其他器官。呼吸系统和心脏受累最为常见，有些患者可能产生吞咽障碍。

可通过以下检查进行诊断：①肌酸激酶明显增高，可反映肌肉破坏的程度。②血清二磷酸果糖检测。③肌球蛋白检测，肌球蛋白存在于心肌和骨骼肌，可在一些肌营养不良的患者中增高。④血中肌营养蛋白的检测。⑤基因突变位点的测定。⑥运动试验，测定运动后肌无力的程度及运动后的酶学变化。

（王　艺）

—— 专家简介 ——

王　艺

王艺，复旦大学附属儿科医院神经内科主任医师、教授、博士生导师，复旦大学癫痫中心副主任。

中国抗癫痫协会副会长，中华医学会儿科学会分会罕见病学组组长，中国医师协会神经内科分会儿童神经专业委员会副主任委员，上海市医学会儿科专科分会神经学组组长等。

以儿童神经发育障碍性疾病为研究方向，重点针对儿童期癫痫早期诊断与防治、神经保护机制与干预以及孤独症谱系障碍进行系统的临床流行病学和转化研究。

115. 睡眠时磨牙正常吗

　　睡眠时磨牙是睡眠中口面部的运动,常发生在深睡眠期,主要表现为阵发、短暂的口面部动作,可以是紧咬、绷紧、研磨牙齿并发出声响,属于节律性的咀嚼肌活动。睡眠时磨牙在儿童中的发生率为 14% 左右,大多在青春期自行缓解。目前认为,睡眠中磨牙主要与自主神经功能失衡和大脑皮质活动有关,常常见于阻塞性睡眠呼吸暂停、鼾症、高血压、头痛、颞下颌关节功能障碍、咬𬌗不正、脑病、癫痫、情感障碍、心理应激与焦虑等疾患。睡眠时磨牙在中枢神经发育障碍性疾病中更为常见,如唐氏综合征、孤独症、多动症等,也可以在胃肠功能紊乱、甲状腺功能亢进、营养不良等患儿中出现。睡眠时磨牙可以通过多导睡眠脑电图检查(PSG)诊断,并分析以上疾病及伴随因素。神经影像学研究发现:睡眠时磨牙与口部运动皮质区域的功能改变有关。有基础疾病的需要对疾病进行诊治,如口内矫形、行为干预、药物治疗,以及对阻塞性呼吸暂停进行治疗等。

(王　艺)

116. 什么是全面性发育障碍

　　全面性发育障碍(GDD)是指 6 岁以下儿童在两个及以上发育领域出现严重落后或迟滞,包括听觉、视觉、语言、运动、思维、社会交往、情感发育等。有 1%~3% 的儿童患有全面性发育障碍,其中大多伴有智力低下,智商普遍为 50~70 分。6 岁以下儿童,在任何一个领域出现发育障碍,均应到医院进行检查评估。引起全面性发育障碍的原因很多,主要是遗传相关性疾病,如染色体疾病、线粒体疾病、代谢性疾病等。

(王　艺)

117. 多动症有哪些表现

　　多动症又名注意力缺陷多动综合征,英文简称为"ADHD",是儿童常见的神经发育性疾病,主要表现为注意力缺陷、多动及行为障碍。当出现以下各类表现中的 6 个及以上时,需要考虑有 ADHD:①经常思想不集中、容易忘记事情;有时候可以很安静,不干扰别人,但注意力很难集中。②很容易从一项活动速转向另一项活动。③行动目标和意图不明确。④很多时候异想天开。⑤很难完整地完成一项任务，如做家庭作业或家务。⑥常丢三落四，丢失玩具或学习用品。⑦常常坐立不安或好动。⑧喜爱不停地说话或者干扰别人。⑨很多时候愿意东奔西跑，不容易安静。⑩看见什么东西都想去触碰。⑪焦躁，缺乏耐心。⑫说话常常脱口而出，言语欠考虑，不分场合。⑬很难控制自己的情绪。

ADHD 的治疗主要包括行为干预和药物治疗。行为干预主要有"三少一多"：少看电视、少玩游戏、少食用兴奋性的食物或饮品（巧克力、咖啡、浓茶等）、多增加课外活动；药物治疗有盐酸哌甲酯（专注达）和一些中成药等。

（王　艺）

118. 什么是儿童抽动障碍

儿童抽动障碍通常是指不随意、快速、反复的非节律运动或以无明显目的、突发性发声抽动为特点的一种复杂的、慢性神经精神障碍。抽动具有可克制的特点，但通常可自我控制一段时间，因紧张而加重，一般在睡眠时消失，常伴有强迫、冲动及多动等行为和情绪障碍。

儿童抽动障碍的治疗主要包括行为干预和药物治疗，行为干预主要为暴露预防，避免接触导致抽动行为加重的诱因，如电视、游戏、兴奋性的食物或饮品（巧克力、咖啡、浓茶等），可多增加课外活动。药物治疗有硫必利、氟哌啶醇等。

（王　艺）

119. 什么是癫痫，抗癫痫药物不良反应是否很大

癫痫俗称"羊癫疯""羊角风"，是以大脑神经元异常放电引起反复癫痫发作为特征的神经系统疾病，会对患者的认知、心理以及社会产生影响，是神经系统常见且严重的疾病。癫痫的发病率与年龄有关，一般认为，儿童患病率高，尤其以 1 岁以内婴幼儿患病率最高。

国内外大量临床经验证实，儿童癫痫在发病后如能得到及时、正规治疗，可明显改善预后。药物治疗为首选，目前一些新型抗癫痫药物不良反应相对较少，但任何药物长期应用均有可能对身体产生影响，定期检查肝肾功能、血常规、尿常规是必要的。早期治疗容易控制发作，停药后复发率也较低；反之，如治疗不

及时,发作难以得到理想控制,成为药物难治性癫痫的可能性大,停药后也容易复发。

此外,癫痫的频繁发作和一次较长时间的发作都可造成惊厥性脑损伤,因此,癫痫患儿应尽早开始治疗。服用抗癫痫药物的目的不仅在于完全控制癫痫发作,同时也应消除脑电波上异常癫痫样放电,这种异常放电若长期存在,对患儿的智力、语言发育均有可能产生影响。大多数患儿需要3～5年的治疗时间才能达到上述目的。停药需要在医师指导下进行,停药过早癫痫容易复发,突然停药还会诱发癫痫持续状态。

（陈育才）

—— 专家简介 ——

陈育才

陈育才,主任医师、副教授,上海市儿童医院神经科主任,上海市儿童医院癫痫中心主任。美国伊利诺伊大学医学院 OSF 儿童医院兼职副教授,国际儿童多发性硬化研究小组成员,小儿神经病学专家和神经遗传学专家。

上海市医学会儿科专科分会神经学组委员,上海抗癫痫协会常务理事,中华医学会儿科学分会脑科学学组委员。

擅长癫痫、神经遗传疾病、神经免疫性疾病的诊治。在世界上首次发现儿童失神癫痫易感/致病基因 $CACNA1H$。

120. 什么是擦腿综合征

擦腿综合征是指孩子两下肢内收,交互摩擦,或者借助椅子角等硬物摩擦自己的外生殖器,出现脸颊泛红、双眼凝视、出汗等兴奋状态,及时转移其注意力可以终止,常发生在入睡前和醒来后。儿童擦腿综合征随着年龄增长(至5～6岁时)会逐渐自行消失。

擦腿综合征的治疗以行为干预为主,在日常照顾中,家长发现孩子出现这种不良的行为,应避免指责,指责会强化孩子的这种行为;在孩子不困的时候不要把孩子放在床上,早上醒来就让孩子尽快起床,避免在床上、被窝里玩。可增加课外活动,如户外散步、玩耍,解除心理压力,克服这种不良习惯。如果为局部炎症刺激而引起上述行为,需及时就医。

（陈育才）

121. 什么是热性惊厥，是否需要服用抗癫痫药物

热性惊厥又称高热惊厥，大多数患儿预后良好，6个月至3岁较多见，6岁后因大脑发育完善而缓解。热性惊厥一般发生在上呼吸道感染或其他感染性疾病初期，体温大于38 ℃时出现惊厥，排除颅内感染和其他导致惊厥的器质性或代谢性异常，就可以诊断为高热惊厥。

单纯性热性惊厥通常预后良好，无需服用抗癫痫药物治疗。避免发热，发热时给予积极退热处理。对于长程热性惊厥或反复多次热性惊厥儿童可给予抗癫痫药物预防治疗。预防治疗分为两种：①间隙预防。每次发热开始时服用地西泮每日每千克体重1毫克，分3次口服，连服2～3天。②长期预防。若间隙预防无效，可长期服用抗癫痫药物，服药时间一般为1～2年。

（陈育才）

122. 脑瘫患儿都有智力低下吗

脑性瘫痪，俗称脑瘫，是指由各种原因导致的发育期大脑非进行性损伤，是小儿时期常见的中枢神经障碍综合征，常伴有智力缺陷、癫痫、行为异常、精神障碍及视觉、听觉、语言障碍等症状。

并非所有瘫痪患儿均有智力低下，仅有约1/2的患儿存在智力低下。脑瘫目前尚无特效治疗方法，主要以综合干预为主，早期治疗容易取得更好的疗效，干预方法包括：体能运动训练、精细运动训练、语言训练、使用矫形器、针灸、水疗等。

（李　玲）

专家简介

李　玲

李玲，主任医师、教授、博士生导师，上海交通大学医学院附属新华医院小儿神经内科主任。

中华医学会儿科学分会神经学组委员，中国医师协会儿童神经再生修复专业委员会委员，中国微循环学会脑保护与康复学专业委员会常委，上海市医学会儿科专科分会神经学组副组长，上海抗癫痫协会常委兼监事等。

　　擅长儿童癫痫和智力障碍的诊治，尤其是炎症性脑损伤的神经再生修复治疗。

123. 什么是吉兰-巴雷综合征

　　吉兰-巴雷综合征(Guillian-Barre 综合征)是常见的脊神经和周围神经的脱髓鞘疾病，又称急性炎症性脱髓鞘性多神经根病。表现为进行性、上升性、对称性的麻痹和四肢软瘫，以及不同程度的感觉障碍。

　　吉兰-巴雷综合征的病因未完全明确，多种因素可诱发本病，其中感染因素约占 2/3，以空肠弯曲菌等前驱感染为主要诱因；其他病因还包括疫苗接种(发生率极低)和免疫遗传因素。保持呼吸道通畅、防止继发感染是该病治疗的关键。尽早使用免疫抑制剂——大剂量丙种球蛋白治疗后，大多数患儿在 3～6 个月内可完全恢复，10％～20％的患儿可留下不同程度的肌无力，1％～5％的患儿会死于急性期呼吸肌麻痹。

（李　玲）

124. 什么是脑膜炎

　　脑膜炎系指脑膜的弥漫性炎症性改变。脑膜炎多由病原体引起，如脑膜炎双球菌、肺炎链球菌和流感嗜血杆菌等；少数由刺激性化学药品(如普鲁卡因、氨甲蝶呤)引起。脑膜炎有 3 种基本类型：化脓性脑膜炎，淋巴细胞性脑膜炎(多由病毒引起)，慢性脑膜炎(可由结核杆菌、梅毒螺旋体、布氏杆菌及真菌引起)。细菌性脑膜炎是一种特别严重的疾病，需及时治疗，如果治疗不及时，可能会在数小时内死亡或造成永久性的脑损伤。病毒性脑膜炎虽比较严重，但大多数人能完全恢复，少数会遗留后遗症。

（李　玲）

125. 偏头痛是否需要治疗

　　偏头痛是临床最常见的原发性头痛类型，临床以发作性中重度、搏动性头痛为主要表现，头痛多为偏侧，一般持续 4～72 小时，可伴有恶心、呕吐，光、声刺激或日常活动均可加重头痛，安静环境、休息可缓解头痛。偏头痛多起病于儿童和青春期,中青年期达发病高峰,女性多见,常有家族史。

偏头痛的治疗是以减轻或终止头痛发作、缓解伴发症状、预防头痛复发为目的。治疗包括物理治疗和药物治疗两个方面。物理治疗可采取心理疏导、缓解压力、保持健康的生活方式,避免各种诱因。药物治疗分为发作期治疗和预防性治疗。发作期的治疗通常应在症状起始时立即服药。治疗药物包括非特异性止痛药(如非甾体抗炎药)和阿片类药物。药物选择应根据头痛程度、伴随症状、既往用药情况等综合考虑,进行个体化治疗。

(王纪文)

— 专家简介 —

王纪文

王纪文,主任医师、硕士生导师,上海儿童医学中心神经科主任。

中国抗癫痫协会理事,中华医学会儿科学分会神经学组委员,中国残疾人康复协会小儿脑瘫康复专业委员会委员,《中华实用儿科临床杂志》《临床儿科杂志》《山东医药》编委等。

擅长儿童神经系统疾病和感染性疾病的临床与基础研究。

126. 什么是梦游症,是否需要治疗

梦游又称梦行症、睡行症,发作时,患者从睡眠中突然起床,在未清醒的情况下,在床上爬动或下地走动,面无表情,动作笨拙,走路不稳,喃喃自语,偶可见较复杂的动作如穿衣,每次发作持续数分钟,而后继续上床睡觉,醒后对发作过程完全遗忘。

梦游症多见于儿童,男性多见,随年龄的增长逐渐消失。梦游症通常发生于非快速眼动睡眠期,脑电图显示阵发性高幅慢波。梦游症需与睡眠癫痫发作鉴别,排除睡眠癫痫后,通常无需治疗。

(王纪文)

127. 什么是孤独症谱系障碍

孤独症谱系障碍(ASD)又称孤独症或自闭症,既往属于广泛性发育障碍一种类型。该病是以社会交流障碍、兴趣狭窄和刻板行为为主要表现。孤独症病

因不明，无特效的治疗方法，主要以综合教育和行为训练为主，早期筛查和早期干预效果好，部分患儿可融入社会，早期识别孤独症极其重要。

孤独症早期预警症状和征象有：①6 月龄，发音少，不能逗笑；②8 月龄，对声音无反应，不能区分陌生人和熟人；③12 月龄，叫名无反应，不会传统的手势，如不会挥手表示"再见"或拍手表示"欢迎"；④16 月龄，仍不会说任何一个词语；⑤18 月龄，缺乏目光对视，不会有意识叫"爸爸"或"妈妈"，不会按要求指人或物，不会玩假扮游戏；⑥2 岁，缺乏有意义的语言；⑦2 岁半，兴趣狭窄、刻板，不会说 2～3 个字的短语。

（王纪文）

内｜分｜泌｜和｜遗｜传｜
代｜谢｜病｜

128. 先天性甲状腺功能减退症必须终身服药吗

先天性甲状腺功能减退症(CH)主要是由于甲状腺发育障碍(包括发育不良、缺如、异位等)或甲状腺素合成途径中的酶缺乏,导致体内甲状腺素合成不足造成,以智力落后、生长发育缓慢及生理功能低下为主要表现特征。

甲状腺素制剂是治疗 CH 最有效的药物,治疗过程中应定期随访,根据甲状腺功能及生长发育情况进行用药剂量的调整,使促甲状腺素(TSH)浓度正常,四碘甲腺原氨酸(T_4)浓度正常或偏高值。CH 若系先天性甲状腺发育异常或代谢异常引起,属永久性 CH,需终身服药治疗。若怀疑为暂时性 CH 者,仍需正规治疗 2 年后,再停药 1 个月,复查甲状腺功能,若功能正常,则可停药并继续定期随访。

甲状腺素是神经系统发育必不可少的物质,神经系统发育的关键期为出生后 3 个月内,且具有不可逆转性,因此,出生后 3 个月内开始治疗,预后较佳,大多数患儿智力可达到正常;如果未能及早诊断,而在 6 个月后才开始治疗,虽然给予甲状腺素可以改善生长状况,但是智力仍会受到严重的不可逆性损害。

CH 早期往往缺乏特异性临床特征,完善的新生儿筛查管理体系是早发现、早治疗的有效保障。目前多采用出生第 3 天以后的新生儿干血滴纸片检测 TSH 浓度,结果异常者再复查血清 TSH、T_4 以明确诊断。家长切不可认为患儿无不适而拒绝复查,或因担心患儿可能需要终身服药而讳疾忌医,错过最佳治疗时期,造成无法挽回的严重后果。

(王秀敏)

—— 专家简介 ——

王秀敏

王秀敏,主任医师、博士生导师,上海儿童医学中心内分泌代谢科主任、医学遗传科副主任。

上海市医学会儿科专科分会内分泌遗传代谢病学组副组长，中国医师协会青春期医学专业委员会内分泌学组委员。

擅长儿童内分泌和遗传代谢疾病的临床和科研工作。

▲"上海儿童医学中心内分泌遗传代谢"
上海儿童医学中心内分泌遗传代谢科室微信平台

129. 食用碘盐是否会引起儿童甲状腺功能亢进

有研究显示，随着碘摄入量的增加，儿童甲状腺肿大率和甲状腺结节发生率也随之增加，但并未发现这些患儿甲状腺功能较正常儿童存在明显异常。目前暂无明确依据可证实日常生活碘盐摄入量可能引起儿童甲状腺功能亢进。同时，甲状腺肿大率、甲状腺结节检出率与儿童碘摄入量呈现近似"U"形的曲线关系，即缺碘和碘过量都会引起甲状腺肿大、甲状腺结节。因此，不可"一刀切"，因害怕过量摄入碘而完全拒绝碘盐。可根据居住区域及饮食生活习惯灵活选择，如碘盐与无碘盐交替食用、尽量减少高盐食品的摄入、食用海产品的同时减少饮食中盐摄入、家族中有甲状腺疾病史者适量减少碘盐摄入等。

总而言之，碘不足或碘过量均可对儿童健康产生不利影响，应根据自身实际情况灵活选择。当儿童出现多食、消瘦、畏热、多汗、心悸、激动等表现时，应尽快带孩子就诊，早期诊断，早期治疗。

（王秀敏）

130. 甲状旁腺功能减退症患者的血钙水平一定要纠正至正常范围吗

甲状旁腺功能减退症（以下简称"甲旁减"）是因甲状旁腺素（PTH）产生减少而引起的钙、磷代谢异常。其特征是手足搐搦、癫痫发作、低钙血症和高磷血症，长期口服钙剂、维生素 D 制剂及其衍生物可使病情得到控制。

PTH 的生理作用是减少尿钙排泄，PTH 不足会导致尿钙排泄增多。"甲旁减"患者补充钙剂和维生素 D 制剂及其衍生物后，即使在正常偏低的血钙水平下，仍可因 PTH 的不足导致尿钙排泄增多而增加高钙尿症、肾脏钙化或肾结石甚至慢性肾脏病的发生风险。

"甲旁减"患者治疗过程中，与非高钙尿症的患者相比，曾出现高钙尿症的患者血钙水平明显增高，泌尿系结石发生率亦明显升高。患者切不可自行根据临床症状调整药物用量，而不进行生化指标监测，待出现口干、多饮、多尿、便秘等不适时才再次随诊，此时血钙水平已达到甚至超过正常范围，显著增加了出现高钙尿症、肾结石甚至慢性肾脏病的风险。

"甲旁减"患者的治疗目标是控制病情，缓解症状，使血钙水平纠正至正常或接近正常（并非一定要在正常范围内），尿钙排泄量保持在正常水平。在治疗过程中，应遵医嘱密切随访，监测血钙、磷及 24 小时尿钙，谨防高钙尿症和泌尿系结石的发生。

（王秀敏）

131. 如何早期发现遗传代谢病

遗传代谢病又称先天性代谢异常，主要包括氨基酸、有机酸、脂肪酸、糖代谢紊乱，多属常染色体隐性遗传性疾病，父母为致病基因的携带者，其生育的子代25％会患有遗传代谢病。

遗传代谢病临床表现复杂多样、轻重不等，各年龄均可发病，缺乏特异性。重者在新生儿期发病，来势凶猛；轻者在儿童、青少年期，甚至成人才发病。遗传代谢病可累及全身各器官，以神经系统及消化系统的表现较为突出，如抽搐、昏迷、呕吐、黄疸、肝脾肿大、心肌肥大、皮疹、白内障、角膜混浊、骨骼畸形等。

新生儿疾病筛查是一项早期诊断、早期治疗的有效预防措施，它指医疗保健机构对出生3天的新生儿采用快速、简便方法进行40余种遗传代谢病的群体筛检，在未出现临床症状而体内生化指标已明显变化时，就作出早期诊断，及早治疗，避免重要脏器发生不可逆的损害。此外，对于不明原因的神经系统等症状，需进行串联质谱筛查，必要时应进行基因检测以明确诊断。

（叶　军）

—— 专家简介 ——

叶　军

叶军，上海交通大学医学院附属新华医院儿童内分泌科主任医师、教授、硕士生导师。

中华医学会儿科学分会内分泌遗传代谢病学组委员，中国医师协会青春期医学专业委员会第一届委员会委员及内分泌学组委员，上海市医学会儿科专科分会内分泌遗传代谢病学组副组长。

132. 新生儿筛查发现血苯丙氨酸增高怎么办

高苯丙氨酸血症（HPA）是最常见的氨基酸代谢病，属常染色体隐性遗传病。HPA主要有两大病因：苯丙氨酸羟化酶缺乏症（PAH缺乏症）和四氢生物蝶呤缺乏症（BH4缺乏症）。需要到遗传代谢病专科医院进行尿蝶呤谱分析及血红细胞二氢蝶啶还原酶（DHPR）活性鉴别。PAH缺乏者在新生儿期可无临床症状，典型者出生3～4个月后出现头发由黑变黄、皮肤白、全身和尿液有特殊鼠臭味、智力发育落后等，尿蝶呤谱及DHPR活性正常；而BH4缺乏症患者除了上述症状外，另表现为躯干肌张力低下，尿蝶呤谱及DHPR活性异常。酶相关基因分析可明确临床诊断。

不同病因治疗方法不同。PAH缺乏症是第一种可通过饮食治疗的遗传代谢病。血苯丙氨酸浓度高于360摩/升的PAH缺乏症患者均需要通过饮食限制苯丙氨酸摄入进行治疗，监测血苯丙氨酸浓度，以控制在相应年龄的理想范围内，避免过度治疗导致苯丙氨酸缺乏。大多数BH4缺乏症均需要口服BH4、神经递质多巴胺及5-羟色胺联合治疗。经新生儿疾病筛查诊断，出生1月内治疗者，预后良好，可有正常生长及智力发育。

（叶　军）

133. 唐氏综合征有哪些特点，如何预防

唐氏综合征又称先天愚型或 21 三体综合征，发生率与母亲怀孕年龄有关，年龄越大，风险越高。

60％患儿在胎儿早期即发生流产，存活者有明显的生长及智能落后、身材矮小、特殊面容(如眼距宽，鼻根低平，眼裂小，眼外侧上斜，有内眦赘皮，外耳小，舌胖伸出口外，流涎多)、嗜睡和喂养困难，可伴有先天性心脏病等多发畸形。

多年来采用测定孕 13 周孕妇血清绒毛膜促性腺激素（HCG）、甲胎蛋白（AFP）、游离雌三醇(FE3)进行唐氏综合征的风险评估，根据风险率的高低再进一步进行确诊检查。已有该病生育史的夫妇再次生育时应进行遗传咨询，评估再发风险率。预防该综合征患儿的出生，主要依靠产前诊断，最常用的是孕 16～20 周通过羊水穿刺对胎儿细胞进行染色体分析。随着技术的发展，近几年开展了无创产前诊断，对母体外周血浆中的胎儿游离 DNA 进行生物信息分析，也可以筛查唐氏综合征。

（叶　军）

134. 先天性肾上腺皮质增生症能治好吗

这是一种常染色体隐性遗传代谢病，父母是携带者，孩子就有可能患病。此病是由于肾上腺皮质激素合成相关酶缺陷、皮质醇合成受阻导致的肾上腺皮质增生。其中，以 21 -羟化酶缺乏症最常见，占 90％以上。

该病分为失盐型和单纯男性化型。失盐型为重型，表现为低血钠、高血钾、代谢性酸中毒、喂养困难、呕吐、腹泻、生长迟缓及色素沉着。单纯男性化型患者会出现女孩男性化(外阴似男性，阴蒂肥大似阴茎)，男孩阴茎增大，甚至发生中枢性性早熟，还有一些非经典型的患儿表现为阴毛早现等。

该病的治疗是终身的，越早治疗越好，主要是口服皮质激素，以维持正常生理代谢，抑制男性化，防止骨龄加速，保证正常生长发育。失盐型患儿除使用糖皮质激素（氢化可的松）外，还需要加用盐皮质激素（9－α氟氢可的松），同时及时纠正水、电解质紊乱，如果不治疗是非常危险的，严重时会发生休克，甚至死亡。病情较轻的男孩，只是单纯雄激素过多，可在进入青春期和成年后酌情减少药物或停药。如果女孩阴蒂肥大似阴茎，需要手术切除肥大的阴蒂。患儿治疗

期间需要定期监测激素水平，只要治疗及时、恰当，生活学习不会受影响，可以获得正常的生长、发育和生育能力。

特别提醒

目前我国大部分地区都已开展该病的新生儿筛查项目。出生后 2~4 天采足底血，测定血 17-羟孕酮，可以筛查出 70％ 经典型 21-羟化酶缺乏症，此方法简便有效，有利于明确诊断后及早治疗。如果家族成员中有该病患者，可行产前诊断，于孕 9~11 周取绒毛膜活检，进行胎儿细胞 DNA 分析，可明确胎儿是否患病。

（李　嫔　王　斐）

—— 专家简介 ——

李　嫔

李嫔，主任医师、博士生导师，上海市儿童医院内分泌科主任、内科教研室主任。

中华医学会儿科学分会内分泌遗传代谢病学组副组长，上海市医学会儿科专科分会常委及秘书、内分泌遗传代谢病学组组长，中国医师协会儿科医师分会青春期医学专业委员会委员，《上海交通大学学报（医学版）》《临床儿科杂志》《中国实用儿科杂志》等编委。

135. 性早熟的孩子会长不高吗

性早熟是指女孩 8 周岁前、男孩 9 周岁前出现第二性征。女孩在 8 周岁前出现乳房发育，男孩 9 周岁前出现睾丸发育，以及女孩在 10 周岁前出现月经，即可诊断为性早熟。性早熟分为中枢性性早熟（也称真性性早熟）、外周性性早熟（也称假性性早熟）和单纯乳房发育。真性性早熟是由于下丘脑-垂体-性腺轴提前启动，导致提前出现真性青春期发育的现象，如第二性征出现，同时伴有身高生长突增，并且多数伴有骨龄提前，造成暂时身高较高，但身高生长时间明显缩短，提前出现骨骺闭合，导致成年后身高很矮，达不到遗传身高，甚至部分女孩成年身高不足 150 厘米，男孩不足 160 厘米。真性性早熟的病因主要包括特发性（无明确病因）、颅内疾病及先天性甲状腺功能减退症。假性性早熟表现为乳房发育，甚至有阴道出血，但是一般不伴有骨龄提前，不影响成年身高，少数由于基因突变导致的假性性早熟及先天性肾上腺皮质增生症可有骨龄提前，影响成年身高。假性性早熟的病因主要有卵巢或睾丸肿瘤、食入含雌激素的药品或食物等。单纯乳房发育主要见于1～3岁女孩，多数可自行缓解，少数可发展为真性性早熟。

真性性早熟需要用促性腺激素释放激素类似物注射治疗；假性性早熟可以使用中药治疗；单纯乳房发育不需要治疗，但要随访，以免发展为真性性早熟。

特别提醒

性早熟要早发现、早治疗。当孩子突然出现第二性征或身高增长突然加速，应该先到内分泌专科医生那里咨询，并针对导致性早熟的病因制订相应的治疗措施。家长切莫盲目等待或讳疾忌医，以免错过最佳治疗时间。此外，辅以合理饮食，避免使用含性激素的营养品及药物，加强体育锻炼，保持充足睡眠，均有利于健康成长。

（李　嫔）

136. 男孩子"鸡鸡小"会造成青春期不发育吗

"鸡鸡小"医学术语称之为"小阴茎"。顾名思义，小阴茎表现为患儿阴茎短小，其长度小于同年龄儿童阴茎平均长度2.5个标准差以上，但外观正常，长度/直径比值正常，可以单纯阴茎小，也可以合并其他泌尿系统畸形（如隐睾、尿道下裂等）。

阴茎随着年龄的增长在不断地缓慢增长，尤其在青春期，阴茎增长明显加快，同时伴有睾丸增大、身高生长加快，提示青春期发育。但有部分男孩出生后阴茎短小，有时难辨男女，随着年龄增长，阴茎增长不明显，甚至只能蹲着小便。让家长最担心的是，阴茎这么小，到了青春期能长大吗？能有正常青春发育吗？生育有问题吗？阴茎的生长及性发育受下丘脑-垂体-睾丸轴的调控：下丘脑分泌的促性腺激素释放激素刺激脑垂体分泌促性腺激素，促性腺激素进一步促进睾丸分泌雄性激素（睾酮），睾酮在 5α 还原酶的作用下转化为双氢睾酮，双氢睾酮使阴茎增长。在这一过程中，任何一个环节激素分泌不足都会导致阴茎短小，甚至将来不能生育。

如果发现男孩阴茎很小或外生殖器模糊，男女难辨，请到小儿内分泌科就诊，医生会通过激素及染色体甚至基因等检测确定青春期阴茎是否可能正常生长，男性性征是否可以正常出现，根据这些结果再确定抚养性别并给予相应激素治疗等。

出生后如果发现外生殖器似女孩，但是有阴蒂肥大或类似小阴茎，一定要及早到小儿内分泌科就诊，早期确定染色体性别，确定遗传性别是男性还是女性，防止误认为是女孩，到青春期阴茎长出来才知道实际上染色体性别是男性，从而对患儿及家庭造成身心伤害。

（李　嫔）

137. 孩子多尿，怎样判断是不是尿崩症

引起孩子多尿的原因有很多，比如喝过量的水、渗透性利尿、肾脏疾病、精神因素或糖尿病等。而尿崩症也表现为多尿，排尿次数及尿量增多，尿量一般在每天 4 升以上，尤以夜尿显著增多，尿色清淡如水。在医学上，尿崩症主要分为中枢性尿崩症和肾性尿崩症。最突出表现是多尿、多饮、烦渴。婴幼儿喜欢喝水多于吃奶，且多喜喝冷水。喝水不足的患儿常有烦躁、发热、体重下降及皮肤干燥等高渗脱水表现，严重者可发生惊厥、昏迷。长期多饮、多尿可导致生长障碍，甚至出现肾功能不全。颅内肿瘤引起的继发性尿崩症，除尿崩症外，可有颅内压增高表现，如头痛、呕吐、视力障碍等。

对于出现多尿的孩子，应严格记录出入量，并关注是否夜尿频繁，除了以上临床症状外，需要及时到医院做必要检查，例如：尿比重测定，尿崩症患者尿比重多在 1.001～1.005；血、尿渗透压测定，尿崩症患者尿渗透压为 50～200 毫摩/升，血渗透压正常或增高；肾功能及电解质检查、垂体磁共振成像检查。此外，可行禁水加压素试验鉴别中枢性尿崩症、精神性烦渴及肾性尿崩症。

明确诊断后需要积极寻找病因，针对病因治疗。肿瘤患者应选择手术或放疗，精神性多饮应寻找精神因素。渴感正常的患儿应充分饮水，已存在脱水、高钠血症的情况下应缓慢给水，避免脑水肿。

（李　嫔　王　斐）

138. 怎样尽早知道孩子是不是患有矮小症

　　儿童矮小症可以没有明显的异常表现，往往不易被家长发现而被忽视。身高测量是一种简单而又可行的方法，家长可定期测量孩子身高及其变化，及时发现是否存在生长缓慢问题。不过，在测量身高时应注意避免因测试身高量具或时间不同所致的测量误差。如果孩子身高低于正常同年龄、同性别儿童平均身高两个标准差，或在 3 岁前身高增长每年少于 7 厘米、3 岁到青春期每年少于 5 厘米、青春期每年少于 6 厘米，家长就要警惕孩子有患矮小症的可能。应从孩子出生后即开始定期测量、记录孩子的身高和每年的生长变化，这样才能尽早知道孩子是否矮小。

特 别 提 醒

　　由于导致孩子矮小的原因很多，而且矮小儿童的促生长干预宜早不宜迟，应尽可能在青春发育期前进行。故提醒家长，一旦怀疑孩子存在矮小问题，必须及时带孩子去儿童专科医生那里进行生长发育评估，让医生来帮助查明矮小原因，并对因帮助孩子长高。

（肖　　园）

▲ "上海瑞金医院儿内科"
上海交通大学医学院附属瑞金医院微信平台

139. 孩子身高长得快是否正常

　　孩子身高长得太快未必都是好事，家长请勿掉以轻心。在正常情况下，孩子出生后前两年生长速度是最快的，出生第 1 年，孩子的身高能增加 25 厘米左右，第 2 年会增加 10 厘米，2 岁后，孩子每年会以 5～6 厘米的速度继续生长，一直持续到青春期。青春期则是另一个身高快速增长的阶段，女孩身高平均每年增长 8 厘米，男孩的身高平均每年增长 10 厘米。如果孩子身高一直长得很快或者生长速率突然较同龄人明显加快，家长们就应该警惕。例如儿童性早熟，孩子因提前进入性发育，就会出现身高的快速增长，短期来看，身高确实比同龄人高，但这仅仅是一种阶段性现象。早期个头长得过快，会加快骨龄成熟，使孩子的生长潜力受损，孩子身高总体生长年限也相应缩短，成年后的身高反而会比同龄人矮。

特 别 提 醒

当发现孩子身高增长突然加快，家长一定要及时查看孩子的性发育情况：女孩要看乳房是否有隆起或者是否有乳腺块、外阴是否出现阴毛或分泌物；男孩则要看外生殖器有没有异常增大或阴毛生长。一旦发现异常，家长应该及时带孩子去儿科医生处咨询，看看是否有性早熟的问题。

（肖　园）

140. 儿童患了糖尿病是不是"没有希望了"

很多家长觉得，孩子那么小就得了糖尿病，肯定没有希望了。客观地讲，糖尿病对人体有多方面的影响，如果不重视，长期高血糖会导致儿童认知能力损害，影响情绪和协调能力，影响智力和心理发育，可能合并糖尿病肾病、神经病变和视网膜病变；血糖控制太低，又容易导致严重低血糖，甚至死亡，反复低血糖会导致脑神经永久性损伤。因此，糖尿病对儿童影响确实非常大。

无论是成人糖尿病还是儿童糖尿病，只要正确治疗、科学管理，对学习、工作、生育等并没有太大的影响，关键在于控制糖化血红蛋白。如果糖化血红蛋白控制在 7.5% 以下，发生糖尿病慢性并发症的概率还是非常低的；但如果糖化血红蛋白超过 9%，糖尿病并发症随时可能降临。

目前，国内外治疗糖尿病的最权威方法为药物治疗、饮食控制、运动、健康教育和血糖监测"五驾马车"。儿童糖尿病基本上均为 1 型，主要采用胰岛素治疗，胰岛素的剂量需要不断调整以符合成长和不同病程的需求。饮食管理极其重要，是糖尿病治疗成功的基石，总体原则是养成良好的饮食习惯、三餐膳食营养均衡，保持合理体重，防止肥胖。此外，经常锻炼身体、规律的自我血糖监测、接受和参与多种形式的教育也是儿童糖尿病血糖控制良好的基础。

（罗飞宏）

—— 专家简介 ——

罗飞宏

罗飞宏，主任医师、博士生导师，复旦大学附属儿科医院内分泌遗传代谢科主任。

中华医学会儿科学分会内分泌遗传代谢病学组副组长，亚太儿科内分泌协会（APPES）理事，上海市医学会儿科专科分会内分泌遗传代谢病学组副组长，中华医学会糖尿病学分会 1 型糖尿病学组委员，中国医师协会青春期医学专业委员会委员，上海市罕见病防治基金会专家等。

141. "一胖百病生"是否夸大其词

很多家长觉得，孩子胖乎乎的，不仅可爱，还是家庭富裕的表现。其实从医学的角度讲，儿童长期肥胖不仅无益，反而十分有害。儿童肥胖病因复杂多样，有遗传因素，比如：父母一方肥胖，其子女约有 40％肥胖；父母双方均胖，其子女 70％～80％肥胖。也有非遗传的因素，如出生前营养过度会导致出生后肥胖，人工喂养较母乳喂养者更易肥胖。也有很多肥胖是继发的，如肾上腺、脑等部位的肿瘤也可能导致肥胖。

儿童肥胖容易出现代谢并发症，比如：高脂血症、高胰岛素血症、高血糖，成年后脑卒中、冠心病的发生风险很高，重度肥胖儿童中，存在代谢综合征的比例近 50％；有些肥胖儿童颈部、腋下皮肤又黑又粗，怎么也洗不干净，这种现象就是血液中胰岛素水平很高的表现；肥胖儿童高血压的危险性是非肥胖儿童的 3 倍，肥胖高血压患儿常伴左心室肥大；阻塞性睡眠呼吸暂停综合征是肥胖儿童常见的并发症，特征是睡眠时上呼吸道部分或完全阻塞，导致睡眠中脑缺氧发作，影响智力发育和学习成绩，严重者夜间可突发死亡；肝内过量脂肪沉积可导致脂肪肝，通常表现为轻中度转氨酶增高，可发展成非酒精性脂肪肝炎、肝硬化和肝功能衰竭；肥胖患儿可出现性早熟，女孩可伴发多囊卵巢综合征，表现为月经不调、多毛；早发性肥胖容易出现髋关节或膝关节疼痛，发生退行性关节炎、胫骨内翻等。因此，儿童肥胖危害非常大。

（罗飞宏）

142. 低血糖仅仅是血糖有点低吗

血液里的葡萄糖是人体的主要供能物质，人的生长、发育、思考、说话、走路等一切生理活动都需要能量。血糖不足，就好比机器缺电，马上就会出现故障。血液里的葡萄糖低于人体的生理需要，医学上称为低血糖，是新生儿期和儿童期最常见的代谢紊乱性疾病。新生儿期往往是低血糖最容易发生的年龄，临床症状较不明显，如精神不佳、嗜睡、喂养困难、拒奶，严重者有肌张力低下、呼吸暂停或不规则、震颤、抽搐、尖叫、多汗、口唇发紫、心动过速、表情淡漠、皮肤苍白和体温不升等表现。幼儿或较大年龄儿童临床表现一般较为典型，多表现为面色苍白、出汗、饥饿、心慌、颤抖、精神紧张、头痛、烦躁、行为异常、意识模糊、嗜睡、睡眠不易唤醒、惊厥、昏迷等。重度低血糖即使发作 1 次，也可能出现终身的脑损伤后遗症。

低血糖患儿虽然都有血糖降低，但病因十分复杂，涉及葡萄糖供应、代谢甚至肿瘤等先天和后天多种病因。常见原因有：儿童急性疾病发作时出现恶心、呕吐、腹泻等，导致进食很少或没有进食，但又没有及时补液；不吃早饭，空腹时间过长；先天性垂体功能低下导致的内分泌激素合成和分泌减少，皮质激素分泌不足，胰岛素分泌过多(如先天性高胰岛素血症)；代谢性疾病，如糖原累积症、脂肪酸代谢障碍等。儿童发生低血糖要及时就医，以免产生脑损害。

（罗飞宏）

血｜液｜和｜肿｜瘤

143. 血液中有哪些细胞，各有什么作用

血液中有红细胞、白细胞、血小板。红细胞是红色的,其中的血红蛋白含有血红素,血红素可以与氧分子结合,因此红细胞的主要作用是向全身运送氧气。血液流到肺里,血红素与氧分子结合,从肺回到心脏后接着被心脏泵出到动脉,并输送到全身各器官。在各器官中,氧分子和血红素分离,进入组织发挥作用。白细胞是无色的,但很多白细胞堆积在一起时看上去是白色的,因此被叫做白细胞。白细胞就像一个国家的军队,负责清除"入侵者"。白细胞可以分为粒细胞、单核细胞和淋巴细胞。其中粒细胞还分为中性粒细胞、嗜酸性粒细胞和嗜碱性粒细胞;淋巴细胞可以分为 B 淋巴细胞和 T 淋巴细胞。这些细胞各司其职,比如,中性粒细胞主要负责"吃掉"入侵的细菌,B 淋巴细胞负责生产抗体,T 淋巴细胞负责直接杀死入侵者或帮助 B 淋巴细胞等完成对入侵者的清除。血小板是负责止血的,严格意义上,血小板不是一种细胞,它是从巨核细胞上脱落下来的碎片。血小板遇到血管破损处就会贴上去,并发出信号召集更多的血小板、激活凝血因子,形成凝块堵住破损,阻止出血。

（沈树红）

—— 专家简介 ——

沈树红

沈树红,主任医师、硕士生导师,上海儿童医学中心血液科副主任。

擅长小儿白血病、肿瘤,小儿其他血液系统疾病,如再生障碍性贫血、溶血性疾病等的诊疗。

144. 败血症和白血病是一回事吗

败血症和白血病不是一回事。败血症是病原体感染(常常是细菌感染)所致的疾病,主要表现是发热,还可以有一些并发症;大多数情况下,会出现血常规检

查中白细胞增多，多以中性粒细胞增多为主；治疗主要靠抗生素，但有时由于病原体可能有耐药性，所以对一种或多种抗生素不敏感，导致治疗失败。白血病是一种血液系统恶性肿瘤，是血液细胞恶变的结果，发病原因至今不明；白血病也可以有发热，但除了发热往往还会有其他伴随症状，如脸色苍白、皮肤出血点、淋巴结肿大、骨痛等；血常规检查白细胞大多增高，也可以不增高，除了白细胞的变化，白血病往往会有贫血和血小板减少；需要通过骨髓穿刺才能明确诊断。随着医学的发展，白血病已经不再是不治之症，儿童白血病疗效大多比成人白血病好。目前，儿童白血病的平均治愈率可达 70%，疗效好坏与白血病的类型关系很大。

（沈树红）

145. 孩子贫血有哪些原因

贫血是儿童期常见的疾病，可由多种因素引起，根据病因不同可分为红细胞生成不足性贫血、溶血性贫血和失血性贫血三类。红细胞生成不足性贫血是各种原因所致的红细胞生成障碍，如营养性贫血、再生障碍性贫血等；溶血性贫血是红细胞破坏速度增加，超过骨髓造血能力而引起的贫血，如蚕豆病和地中海贫血等；失血性贫血是由于人体不同部位频繁过量出血所致。

儿童期贫血多数是因为营养不良造成的，最常见的是缺铁性贫血和营养性巨幼细胞性贫血（维生素 B_{12}、叶酸缺乏），多由挑食、食物搭配不合理、慢性腹泻、反复感染使铁、维生素 B_{12}、叶酸等吸收障碍引起。

特别提醒

贫血是儿童时期比较常见的一种症状，长期贫血可影响儿童生长发育及智力发育。各年龄段贫血的原因不同，不同原因引起的贫血伴随症状不相同，家长一旦发现宝宝有贫血表现时，不要乱补血，需及时就诊，找出贫血的病因，对症治疗。

（翟晓文）

—— 专家简介 ——

翟晓文

翟晓文，硕士生导师，复旦大学附属儿科医院副院长、血液科主任医师。

中华医学会儿科学分会血液学组委员，中国医师协会儿童血液肿瘤专业委员会委员,上海市医学会儿科专科分会血液学组副组长,中国抗癌协会儿科肿瘤学组青年委员。

致力于提高儿童血液肿瘤规范化诊疗水平、罕见血液病诊疗水平,擅长各类罕见病如原发性免疫缺陷病的异基因干细胞移植治疗等。

▲ "复旦大学附属儿科医院血液科"
复旦大学附属儿科医院血液科微信平台

146. 儿童白血病能治好吗

白血病是儿童常见的恶性肿瘤,严重影响儿童的生存质量。随着医学的进步,化疗方案的改善,免疫治疗、造血干细胞移植等技术的进步,分子靶向治疗及精准医疗的发展,儿童白血病的疗效已经有了很大提高,尤其是儿童急性淋巴细胞性白血病的完全缓解率已达 95％,长期无病生存率已达 80％。绝大多数治愈的白血病儿童已能和正常儿童一样上学,长大后参加工作,结婚并生育正常的孩子。因此,白血病患儿的家长应该树立信心,积极配合治疗,帮助孩子早日战胜病魔。

白血病精准的诊断分型是正确选用化疗方案的前提,在临床治疗中强调综合诊断,最终选择最佳个性化治疗方案。个性化的治疗方案能大大减少药物毒性作用,而且能提高疗效。多数白血病的治疗需要 2～3 年的疗程,之后需要长期随访。治疗过程中需要多次进行抽血、骨髓穿刺、腰椎穿刺检查等创伤性操作,患儿及家长需树立战胜疾病的信念和决心,遵循医嘱,定期复查,长期坚持治疗,医患共同配合,最终战胜疾病。

特别提醒

白血病并非"不治之症",精准诊断分型是白血病正确治疗的前提,联合化疗是基本治疗手段，早期、规范化、系统化的治疗很重要。白血病治疗缓解后需坚持长期随访，及时检测相应指标，避免复发。

（翟晓文）

147. 装修会导致白血病吗

迄今为止，白血病的确切病因和其他肿瘤一样不能肯定，但一般与遗传因素、环境因素及病毒感染有关。放射线、重金属污染、某些化学品、病毒感染和遗传因素等是诱发白血病的高危因素。其中，苯、甲醛是家庭装修的主要污染物，是引发白血病的重要诱因，但并不意味着装修一定会导致白血病，还有机体内在易感基因的作用。但其作为儿童白血病的重要致病诱因，对身体健康的危害不能忽视，在日常生活中应该尽量避免。这些化学材料的确会影响造血系统、免疫系统、呼吸系统的正常功能，尤其是儿童免疫系统较成人不健全，抵抗力差，更易受到影响。家长应该做好儿童的防护措施，新装修的房子尽量保持通风，检测评估室内空气毒物，合格后再入住。

（翟晓文）

148. 身上出现"乌青块"是不是患白血病了

身上有"乌青块"，提示有皮下出血。血小板减少、血管脆性或渗透性增加、凝血功能障碍等都会引起皮肤黏膜出血、紫癜、瘀斑，不小心碰撞也会引起身上出现"乌青块"，不一定是患了白血病。此外，血小板减少性紫癜、过敏性紫癜等疾病也可以引起"乌青块"。家长如果发现宝宝皮肤有出血点，应去医院做常规血液检查，寻找出血原因。

血小板减少性紫癜是由于血小板减少引起的皮肤出血，表现为散在分布的针尖大小出血点，按压不褪色；过敏性紫癜是由于血管因素引起的皮肤出血点，表现为双下肢对称性分布略高出皮面的皮疹，压之不褪色；凝血功能异常所致的皮肤出血多以瘀斑为主，经常伴有关节和肌内出血，外伤后更明显，但凝血功能异常患者相对少见，多数有血友病家族史。

白血病是血液系统肿瘤，皮肤的瘀青与血小板减少有关，可能不止一处，不会突然消失，还伴有其他症状，如发热、贫血、骨痛，白细胞异常，血涂片发现原始幼稚细胞等。虽然白血病是儿童比较常见的恶性肿瘤，但并非常见病，不能因为身上出现"乌青块"就认为得了白血病，这种观点不科学。

（瞿晓文）

149. 儿童也会患肝癌吗

儿童肝脏也会发生癌症，但与成人肝癌不同的是，儿童期的肝脏恶性肿瘤80％以上是一种叫做"肝母细胞瘤"的癌症，其中 90％发生于 3 岁以前，且男孩较多见。肝母细胞瘤的发生原因还不清楚，可能与胚胎发育时期肝脏发育异常有关，如果母亲怀孕期间接触各种外界不良因素(如应用促性腺激素、孕期大量饮酒等)或发生过高血压、羊水过多、先兆子痫等，以及胎儿出生时体重小于1 500 克或早产等，均可增加肝母细胞瘤的发病风险。

肝母细胞瘤多见于 3 岁以下婴幼儿，这些孩子缺乏自我表达能力，加之腹部柔韧性强，腹腔脏器活动范围大，肿瘤生长呈隐匿性，不易早期发现。当出现进行性黄疸、腹水及因肿瘤压迫引起的呼吸困难时，往往已属于中、晚期，失去了根治性手术治疗的机会，预后较差。因此，父母应当经常抚摸孩子的腹部，注意是否有右上腹肿块，以便能早期发现、及时诊断。腹部 B 超、CT 和磁共振成像是诊断肝母细胞瘤的重要检查手段，可以观察到肿瘤的形态、大小、有无转移和肿瘤血管供应情况，有助于外科医生制订肿瘤的切除方式。此外，80％～90％的肝母细胞瘤患儿血清甲胎蛋白(AFP)水平明显增高，因此 AFP 可作为肝母细胞瘤的诊断、疗效观察及预后评估的肿瘤标志物。

对于高度怀疑肝母细胞瘤的患儿，需要通过肿块活检或手术切除肿块的方式进行病理学诊断。目前，肝母细胞瘤已成为可以治愈的儿童肿瘤之一，通过手术和化疗联合治疗，患儿 5 年生存率已达 80％。对于少数难治性或复发肝母细胞瘤的患儿，手术、化疗、肝移植、放疗、免疫、生物治疗等综合治疗手段的应用可改善预后。

（袁晓军）

—— 专家简介 ——

袁晓军

袁晓军，主任医师、硕士研究生导师，上海交通大学医学院附属新华医院小儿血液/肿瘤科主任。

国际儿童肿瘤协会(SIOP)会员，中国抗癌协会小儿肿瘤专业委员会青年委员会副主任委员,中华医学会儿科学分会血液学组委员,上海市医学会儿科专科分会血液学组副组长,《临床儿科杂志》《中国小儿血液肿瘤杂志》编委等。

主要从事多种儿童实体肿瘤、淋巴瘤、白血病、朗格汉斯组织细胞增生症的化疗及各类贫血和血小板减少性紫癜的临床、教学和研究工作。

150. 儿童头痛、呕吐可能是肿瘤引起的吗

儿童头痛、呕吐可能是肿瘤引起的,特别是早晨起床后发生的头痛、呕吐,要注意排除颅内占位及脑肿瘤。儿童脑肿瘤的患病率仅次于白血病,居儿童期肿瘤的第二位。儿童脑肿瘤的表现有以下几个方面。

(1) 头痛。多数头痛为颅内压增高所致,少数病例可因肿瘤直接刺激出现局限性头痛。学龄期儿童可以告诉家长自己头痛,而婴幼儿常不能表达头痛的情况,仅表现为阵发性烦躁和哭闹不安,或用手抓头、击打头部等。

(2) 呕吐。约 70% 的脑肿瘤患儿可出现呕吐,是由颅内压增高引起的,并常伴有头痛。呕吐表现为喷射状,与饮食无关。病初呕吐常发生在清晨,以后随着病情发展则可发生在任何时间,呈间歇性和反复性发作。部分患儿呕吐可伴有腹痛,故常被误诊为胃肠道疾病,应引起注意。

(3) 走路不稳。小脑和脑干的功能与人体平衡有关,如果肿瘤发生在上述部位,患儿可出现由会走路退化为走路东倒西歪、醉汉步态,严重者可站不住、坐不稳,完全丧失活动能力,同时可见手握东西不稳或持物左右摇晃,这都可能是小脑肿瘤的征兆。

(4) 视力减退。这是颅内压增高的重要征象,因视神经乳头水肿所致。儿童视神经乳头水肿易伴有出血,并很快发展为视神经萎缩,因此,不少脑肿瘤患儿都有视力减退,甚至表现为双目失明。

(5) "对眼"或"斗鸡眼"。这是由于颅内压增高导致的,通常提示脑内松果体区存在肿瘤的可能。

(6) 头颅增大。这是婴幼儿颅内压增高的特点之一。此年龄段的幼儿颅缝未闭合或闭合不紧,颅内压增高可致颅缝分离而使头围增大,但这种头颅增大常不如先天性脑积水明显。

(7) 多饮多尿。当患儿表现为不停地喝水、多尿,有时甚至每日喝水、排尿8 000～10 000 毫升,尿的颜色像自来水一样,此时要警惕发生于鞍上部位的生殖细胞瘤。

　　一旦患儿出现上述症状，就需要警惕罹患脑肿瘤的可能，应及时带孩子到专科医院就诊，医生会根据情况决定进一步的检查和治疗。

（袁晓军）

151. 孩子脖子上长了小包块怎么办

　　发现孩子脖子上长了小包块，不必过于紧张，但也不能掉以轻心。首先要注意这些包块是单发的还是多发的，包块的颜色和周围皮肤是否一致，触摸起来有无疼痛，近期有无经常咳嗽、咽痛，有无反复低热、盗汗（夜间多汗），有无体重明显下降，是否伴有腹部膨隆、肝脾肿大、皮肤瘀斑等症状。

　　如果脖子上的小包块多为黄豆或花生米大小、彼此之间无融合、摸起来光滑无触痛，近期有反复呼吸道感染的病史，不伴有其他全身症状，包块存在的时间较久，大小也无明显变化，则多为"感冒"所伴发的非特异性淋巴结炎，通常无需特殊处理，部分小包块会随着呼吸道感染的好转以及年龄的增长逐渐变小或消失。如果颈部包块有明显触痛，或伴表面皮肤发红，血常规检查白细胞总数和中性粒细胞比例均明显升高，病程较短，给予抗生素治疗后明显好转，则多为急性淋巴结炎。如果患儿伴有反复低热、盗汗，未按时预防接种，或接触过结核病患者，则首先需要排除结核病。如果患儿除颈部包块外，还伴有锁骨上及其他部位的包块，且这些包块进行性、无痛性增大，就要注意排除淋巴瘤的可能；尤其是当患儿伴有发热、贫血、消瘦，体检发现肝、脾肿大时，需要进行 CT、磁共振成像或骨髓穿刺等检查，以排除淋巴瘤、白血病或其他肿瘤的远处转移。

　　总之，如果发现孩子颈部出现无法解释的包块时，最好到儿童专科医院，请专科医生进行诊治，切莫疏忽大意而贻误诊断与治疗。

（袁晓军）

152. 孩子出现"猫眼"是怎么回事

　　其实这是一种叫做视网膜母细胞瘤的疾病在作怪。顾名思义，视网膜母细胞瘤从视网膜开始生长，且生长速度很快，不治疗的病例几个月内就会死亡。那么，如何早期发现视网膜母细胞瘤呢？该病 80% 以上发生在 4 岁以前，给早期诊断带来困难，因此建议对婴幼儿进行定期的眼科检查，以筛选出早期病例，早期治疗，改善预后。目前，视网膜母细胞瘤的治疗强调尽量保住患儿的眼球，并尽可能挽救有效视力,故趋向于保守治疗,即以化疗结合局部治疗(包括冷冻治疗、经瞳孔温热疗法和眼内放疗技术等)取代以眼球摘除为主的传统治疗模式。

（袁晓军）

153. 白血病都需要"骨髓移植"吗

要解答这个问题,首先要了解什么是"骨髓移植",它的目的是什么。"骨髓移植"即造血干细胞移植,是指在患者接受超大剂量的化学治疗或者全身放射性治疗后,将正常来源的造血干细胞通过静脉输注移植到受者体内,从而使正常的造血与免疫功能得以重建。由于脐带血及经过药物刺激以后的外周血都被发现含有造血干细胞,而非只存在于骨髓,所以将该治疗方法统称为"造血干细胞移植"。对于白血病患儿而言,进行造血干细胞移植是为了清除血液内占优势的"坏细胞",借助外力,长出"好细胞"并取得主导地位,发挥应有的生理作用。

随着化疗技术的提高,大部分急性白血病患儿可仅通过化疗治愈,并非所有急性白血病患儿都需要造血干细胞移植。复发、难治的患儿,因单纯化疗治愈的机会很低,造血干细胞移植可以提高其治愈率,但也只有当其与化疗相比具有明显优势时才推荐进行造血干细胞移植。至于白血病患儿是否需要及何时需要进行造血干细胞移植,血液专科医生会根据病情做出判断,同时也需要家长、患儿有足够的心理和经济准备,并积极配合治疗。

（陈　静）

—— 专家简介 ——

陈　静

陈静,主任医师、博士生导师,上海儿童医学中心血液科主任。

美国血液学会、移植学会会员,中华医学会儿科学分会血液学组副组长。

154. 捐献造血干细胞需要符合什么条件

造血干细胞移植根据供体来源可分为"自体移植"和"异体移植"两大类,医生会根据患者的疾病特点决定适合的类型。自体移植和异体移植的捐献要求是不同的。自体造血干细胞移植的干细胞来源于患者本身,目前常见自体移植的儿科疾病主要是预后比较差且对化疗仍然有一定敏感性的恶性肿瘤,如晚期神经母细胞瘤、脑瘤、复发淋巴瘤等。一般来说，患儿病情要得到控制，体检没有发现肿瘤细胞，尤其是采集自身造血干细胞时患儿骨髓必须没有肿瘤浸润且骨髓造血功能良好。异体造血干细胞移植的捐赠者必须是经严格体检合格的健康供体，一般年龄小于 50 岁，捐赠者和患者的白细胞表面抗原要尽可能相吻合，吻合度越高，排异排斥率越小，移植越顺利。

患者的亲兄弟姐妹最有机会作为合适的造血干细胞捐赠者，他们的白细胞表面抗原有 1/4 的概率和患者完全相同。随着移植技术的发展，即使是一半相合的亲缘供体也可作为捐赠者。非亲属之间也有约万分之一的概率配型成功。如果患者不能在亲属中找到合适的捐赠者，可在中华骨髓库中寻找。中华骨髓库目前已有超过 200 万的志愿者供配对寻找，随时准备捐赠造血干细胞。体重较轻的患儿还可应用脐带血作为造血干细胞移植的供体来源。捐赠者必须经医生进行详细的身体检查及血液化验，证实身体健康，才可以捐赠造血干细胞。

（陈　静）

感｜染｜

155. "转氨酶升高"一定代表肝脏损伤吗

此处所说的"转氨酶"，通常指谷丙转氨酶（ALT）和谷草转氨酶（AST）。肝细胞损伤时会有 ALT 和 AST 升高，因此，常将转氨酶的升高称为肝功能异常。实际上，转氨酶不仅存在于肝细胞中，在红细胞、肌肉细胞和其他组织中也有大量的 ALT 和 AST。肌肉损伤、抽血时发生溶血等，也会引起 ALT 和 AST 被大量释放入血，造成血中转氨酶明显升高。因此，血中转氨酶的升高并不代表一定有肝脏损伤。

特｜别｜提｜醒

转氨酶升高也可由肝外因素引起。查清原因是关键，不可单纯因为转氨酶升高就断定有肝细胞损伤，盲目服用保肝药物。

（王建设）

—— 专家简介 ——

王建设

王建设，复旦大学教授、博士研究生导师、博士后合作导师。在国内率先诊断一系列遗传性肝脏疾病，如进行性肝内胆汁淤积症 1 型、2 型和 3 型，胆汁酸合成缺陷等；并在国际上首先鉴定 MYO 5B 基因相关胆汁淤积症系列疾病谱、进行性肝内胆汁淤积症 1 型相关甲状腺功能低下等。

156. 转氨酶升高程度反映肝病严重程度吗

转氨酶是肝细胞损伤的敏感指标。因为肝细胞中含有大量的转氨酶，肝细胞每破坏 1％，血中的转氨酶就会增加 1 倍。然而，转氨酶升高并不一定是由肝细胞损伤引起，也可由其他组织损伤引起。即使可以确定升高的转氨酶来自于肝细胞，转氨酶升高的程度也不能反映肝脏病变的严重程度。

　　肝脏病变的严重程度是由肝脏的剩余功能是否能满足机体需要决定的。由于肝脏有很强的储备功能，通常成人只要有 1/3 的肝脏能发挥正常功能，身体就可以代偿。转氨酶升高的程度仅代表当时肝细胞损伤的严重程度，不代表肝脏残存的功能。一些慢性肝病导致肝硬化时，转氨酶可仅有轻微升高，甚至完全在正常范围内，但由于常年的肝脏病变，导致肝脏的剩余功能不能满足机体的需要，就会出现严重的肝病表现。

特别提醒

　　虽然转氨酶是"肝功能试验"的主要指标，但转氨酶升高程度并不能反映肝病的严重程度，转氨酶正常也不能除外严重的肝病。

（王建设）

157. 反映肝病严重程度的"肝功能试验"指标有哪些

　　由于肝脏有很强大的储备功能，故肝病的严重程度取决于剩余的能发挥功能的肝细胞的数量。在"肝功能试验"指标中，有些指标是反映肝细胞损伤的，比如谷丙转氨酶和谷草转氨酶；有些是反映胆系损伤的，比如碱性磷酸酶和 γ 谷氨酰转肽酶。真正能部分反映肝脏功能的指标有以下几种。

　　（1）白蛋白。因为白蛋白只在肝脏合成，所以是反映肝脏合成能力的很好的指标。当肝脏合成功能不足时，会出现血浆白蛋白降低。美中不足的是，白蛋白的半衰期比较长，平均有 20 天，因此，急性肝衰竭时可能仍在正常范围内。此外，患有肾病综合征、肠道蛋白丢失症时，也可有血浆白蛋白降低。

　　（2）凝血酶原时间。绝大多数凝血因子只在肝脏合成，且Ⅶ因子等半衰期仅有几小时，因此，凝血酶原时间延长是急性肝衰竭的典型表现。需要注意的是，胆汁淤积容易出现维生素 K 缺乏，维生素 K 缺乏时，维生素 K 依赖的凝血因子缺乏，也会造成凝血酶原时间延长。因此，常常要看凝血功能的紊乱情况决定能否使用维生素 K 纠正。如果注射维生素 K_1 后复查凝血酶原时间仍延长，则提示肝脏功能不足。

　　（3）胆红素。其受肝脏转化、摄取和排泄功能的影响，也部分反映肝脏的功能。

特 别 提 醒

评价肝脏严重程度时，要综合使用"肝功能试验"指标，由于不同的指标代表的含义不同，且各有局限性，因此，综合判断非常重要。对于慢性肝病，如果同时出现白蛋白降低和凝血酶原时间延长，就要考虑肝移植了。

（王建设）

158. 肝病患者不能吃鸡肉和鸡蛋吗

常常有肝脏病患者或患者家属提问，他们是不是不能吃鸡肉和鸡蛋。实际上，这个问题是基于肝病的患者能否食用高蛋白质食物提出的，原因是许多高蛋白质的食物被认为是"发物"。对于这个问题要个性化回答，绝大多数患者是可以且应该多补充高蛋白质食物的，仅在少数情况下，需要限制蛋白质的摄入。蛋白质是三大营养素之一，优质蛋白质对维持机体的生命活动非常重要。除了肥胖引起的非酒精性脂肪性肝病患者外，其他肝病患者所需能量和蛋白质通常高于正常人，高能量、高蛋白质饮食是多数肝病患者所必需的，应该多食瘦肉和蛋类等优质蛋白质含量高的食物。

那为什么会有肝病患者不能食用这些食物的说法呢？因为肝脏是人体内最大的代谢器官，我们摄入的营养素通常都是通过肝脏代谢的，一些内生的和外来的毒物要经过肝脏解毒。较高含量的蛋白质摄入后，在肠道产生的氨会增加，产生的氨超过了肝脏的解毒能力，就会随着血流侵犯神经系统，对大脑产生影响。因此，发生严重的肝脏疾病时，要适当限制蛋白质的摄入，以免过多的氨造成神经系统毒性。

需要暂时禁止或限制蛋白质摄入的情况包括：尿素循环障碍引起的严重高氨血症，急性肝功能衰竭和慢性肝硬化功能失代偿时。其他情况下，蛋白质摄入不受影响。即使发生急性肝功能衰竭和慢性肝硬化功能失代偿，也要保证适量的优质蛋白质摄入，以避免引起营养不良和恶液质。

（王建设）

159. 足月儿 3 周龄仍有黄疸，怎么办

黄疸是新生儿期的常见表现，但足月儿的黄疸常在 2 周龄前消退，早产儿的

黄疸通常也不超过 3 周龄。足月儿超过 3 周龄仍有黄疸，可以确定是"病理性黄疸"。新生儿黄疸持续不退的原因有很多种，比较常见的是溶血性黄疸、母乳性黄疸、甲状腺功能低下，以及肝胆疾病引起的黄疸。

溶血性黄疸的原因很多，除了我们常说的 ABO 血型不合和 Rh 血型不合外，红细胞膜的缺陷、异常血红蛋白等均可引起溶血。甲状腺功能低下既可以引起非结合胆红素升高，也可引起结合胆红素升高。诊断明确后，使用甲状腺素片替代治疗，黄疸会很快消退，长期未得到诊断和治疗，会引起智力低下等一系列问题。肝胆疾病引起的黄疸表现为结合胆红素升高，可见尿色明显加深，部分还可伴有粪便颜色变淡。肝胆疾病引起的黄疸相对少见，但延误诊断后果严重，需要高度重视。黄疸持续 3 周未退，尤其是伴有尿色加深的情况，一定要化验是否有结合胆红素升高。一旦发现结合胆红素升高，要尽快转诊到有条件的医院诊治。母乳性黄疸是肝脏葡萄糖醛酸转移酶活性相对不足引起的，比较多见。由于母乳性黄疸对身体没有明显影响，一定要在化验肝功能、甲状腺功能和网织红细胞计数，除外其他病理性黄疸的情况后，才能按母乳性黄疸处理。

（王建设）

160.　麻疹是什么，患了这个病可怕吗

麻疹是由麻疹病毒引起的急性呼吸道传染病，冬春季节高发，儿童多见，传染性强，易感者接触麻疹病毒后 90％ 以上会发病。麻疹的主要特征是发热、上呼吸道炎症、结膜炎、口腔黏膜斑和全身性红色斑丘疹等。

麻疹病毒大量存在于发病初期患者的口、鼻、眼、咽分泌物及痰、尿、血中，通过患者打喷嚏、咳嗽等途径将病毒排出体外，并悬浮于空气中，形成麻疹病毒气溶胶。易感者吸入后即可形成呼吸道感染，也可伴随眼结膜感染。麻疹病毒除经空气飞沫直接传播外，也可经接触被污染的生活用品传播感染。

麻疹的治疗主要为对症治疗、加强护理和防治并发症。对患儿采取呼吸道隔离至出疹后 5 天，有肺炎并发症的患儿延至出疹后 10 天，有接触史的易感儿隔离观察 21 天。病室保持通风换气，患儿衣被及玩具要曝晒；减少不必要的探视，预防继发感染；流行期间不带易感儿童去公共场所等措施均可有效预防麻疹。接种麻疹减毒活疫苗（简称麻苗）对于儿童麻疹有明显的预防作用，过去多见的麻疹并发症，如肺炎、中耳炎、脑炎等也随之显著减少。

（张　婷）

张　婷

张婷，主任医师、硕士研究生导师，上海市儿童医院消化科主任。
擅长儿童各种感染及消化系统疾病的诊治。

161. 孩子出水痘了要注意什么

孩子出水痘时，应注意以下几点：①隔离患儿。对可疑或确诊为水痘的患儿应进行隔离，其中上学或入托的小儿，一般可在家中隔离，家中如有其他未患过水痘的小孩，应另择居住处或不与患儿同住一房间。隔离应持续到全部疱疹干燥结痂时为止。②避免用手抓破疱疹。特别注意不要抓破面部疱疹，以免继发化脓感染或留下瘢痕。③止痒。衣被不宜过多、过厚、过紧；清洁皮肤后，在长水痘的局部使用炉甘石洗剂涂抹。④注意消毒与清洁。对接触水痘疱疹液的衣服、被褥、毛巾、敷料、玩具、餐具等，根据情况分别采取洗、晒、烫、煮、烧等消毒，且不与健康人共用。同时还要勤换衣被，保持皮肤清洁。⑤注意病情变化。如发现出疹后持续高热不退、呕吐、头痛、烦躁不安或嗜睡、惊厥等，应及时送到医院。⑥定时开窗。房间通风时要注意防止患儿受凉；尽可能打开玻璃窗照射阳光(玻璃可阻挡杀灭病毒的紫外线)。⑦物理退热。如有发热，最好以冰枕、毛巾、多喝水等物理方法退热，避免使用阿司匹林类的药物退热。⑧忌吃辛辣、鱼虾等食物。水痘患儿应多喝水并食用营养丰富、容易消化的食物，如牛奶、鸡蛋、水果、蔬菜等。

（张　婷）

162. 猩红热是什么病，怎么治疗

猩红热为 A 型溶血性链球菌感染引起的急性呼吸道传染病。人群普遍容易感染，多见于儿童，尤以 5～15 岁者居多。该病一年四季都有发生，尤以冬春之季发病为多。由于病中发有鲜红皮疹，密集处可以连成一片红色，一望猩红，故有猩红热之称。又因为易在咽喉部位出现红肿溃烂，故中医又称之为"烂喉痧"或"烂喉丹痧"。典型表现为发热、咽峡炎、全身弥漫性鲜红色皮疹，可见"杨梅舌""环口苍白圈""帕氏线"等，疹退后伴糠麸样脱屑。大多数患儿预后良好，少数患儿患病后由于变态反应而出现心、肾、关节的损害。青霉素仍可作为治疗猩红热首选药物，对青霉素过敏或耐药者可用红霉素或头孢菌素类，严重时也可静脉给药，疗程 7～10 日。

家长要注意做好以下几点：①本病流行时，儿童应避免到公共场所活动。②住院或家庭隔离至 3 次咽拭子培养阴性，可解除隔离(自治疗日起不少于 7 天)；咽拭子培养持续阳性者应延长隔离期。③对接触者需观察 7 天；对可疑猩红热、咽峡炎患者及带菌者，都应给予隔离治疗。

（张　婷）

163. 孩子患了流行性腮腺炎需注意什么

流行性腮腺炎简称流腮，俗称"痄腮"，是由流行性腮腺炎病毒引起的急性呼吸道传染病。人群对本病普遍易感染，腮腺炎患者和健康携带者为本病的传染源，其主要发生于儿童和青少年，常在托儿所、幼儿园、学校暴发。

流行性腮腺炎由患者和健康携带者的唾液或呼吸道分泌物飞沫经空气传播。被患者或健康携带者唾液污染的食具或玩具，在短时间内接触到易感者的口腔即可引起感染。四季均可发病，以冬、春季常见。病愈后可获得持久免疫力。接触患者或携带者 2～3 周后发病。流行性腮腺炎前驱症状较轻，主要表现为一侧或两侧以耳垂为中心，向前、后、下肿大，肿大的腮腺常呈半球形，边缘不清，表面发热，有触痛，食用刺激性食物后酸痛症状更为明显，7～10 天消退。本病为自限性疾病，目前尚缺乏特效药物，抗生素治疗无效。一般预后良好。并发症有病毒性脑膜脑炎、胰腺炎、睾丸炎等。

需要注意的有以下几个方面：①患者需隔离治疗。隔离患者直至腮腺肿大完全消退为止，患者的物品、食具等应煮沸或消毒。②疫苗接种。接种腮腺炎疫苗或含腮腺炎疫苗成分的"麻腮二联疫苗"或"麻腮风三联疫苗"。③托幼机构、学校应加强晨检，教室经常开窗通风。④在本病流行季节，要避免到人群聚集、空气流动差的公共场所。⑤出现发热、头痛、腮腺肿痛等，应及时去医院诊治。

（张　婷）

164. 什么是一类疫苗和二类疫苗

疫苗通过诱导人体免疫系统产生对特定疾病的保护力来预防疾病。目前，已成为全世界公认的有效、经济、安全的疾病预防手段之一，在全球范围被广泛性、常规性地应用。接种疫苗可以使儿童对相应的传染病产生较强或终生抵抗力。疫苗的研制过程是非常科学、严谨的，在上市之前要经过动物实验、志愿者临床安全性试验、效果观察等多道程序，往往需要几年甚至十几年的时间。只有在证明疫苗确实安全、有效后，国家药监部门才会批准生产，用于大众人群。

目前，我国将疫苗分为两类：一类疫苗和二类疫苗。一类疫苗是指政府免费向公民提供，公民应当依照政府的规定受种的疫苗，是国家规定、强制接种的免费疫苗。儿童必须按照年龄进行接种，日后在入托、入学时都需要查验预防接种情况。未完成疫苗接种，还需进行补种。一类疫苗包括：乙肝疫苗、卡介苗、脊髓灰质炎减毒活疫苗、百白破联合疫苗、麻腮风联合疫苗、甲肝疫苗、脑膜炎球菌多糖疫苗、乙脑疫苗等 14 种疫苗，可预防 15 种疾病。

二类疫苗是指由公民自费，并且自愿受种的其他疫苗，如水痘疫苗、流感疫苗、流感嗜血杆菌 b 结合疫苗、肺炎球菌疫苗、轮状病毒疫苗、脑膜炎球菌多糖疫苗、EV71 疫苗等。二类疫苗预防的传染病也是非常重要的，由于工艺复杂、价格较贵，我们国家财力有限，才没有实行免费接种。世界上有 1 000 多种传染病，常见的有 100 多种，而研制出疫苗的不过区区二三十种，能够耗费大量人力、物力研制疫苗的传染病，都是相对比较严重、传播范围广的。因此，只要孩子身体健康、经济条件允许，应尽可能为孩子接种二类疫苗。

（张　婷）

165. 手足口病有疫苗可以预防接种吗

手足口病是由多种肠道病毒引起的急性传染病，多见于 5 岁以下的儿童。引起手足口病的肠道病毒有 20 多种，其中主要有 CA16、CA6、CA10、EV71 等。表现为发热，手、足、口腔疱疹，大多数病情轻微，症状持续 5～7 天后病情好转。但有极少数患儿病情严重，出现高热持续不退、呕吐、头痛、易惊、四肢抖动、呼吸急促、心率增快，甚至抽搐、昏迷、呼吸衰竭、休克等，发生脑膜脑炎、脑干脑炎等并发症，危重的患儿可能发生肺水肿、肺出血，甚至死亡。这种危重的情况一般是由肠道病毒中的肠病毒 71 型（EV71）引起的，多见于 3 岁以下的婴幼儿。有手足口病症状时要到医院就诊，在专业医生指导下用药，居家隔离。预防手足口病，要勤洗手、喝温开水、吃熟食、常通风。

我国自行研发并已于 2016 年上市的 EV71 灭活疫苗,接种对象为 6 个月～5 岁的健康儿童,接种 2 剂,间隔 28 天。接种的有效率可达 95％,接种后能有效保护儿童免于 EV71 感染引起的手足口病,以及由 EV71 引起的重症和危重手足口病,是预防 EV71 手足口病最有效、安全的措施。因为还没有开发 CA16、CA6、CA10 等肠道病毒疫苗,所以接种 EV71 疫苗只能预防由 EV71 引起的手足口病,而不能预防所有类型肠道病毒引起的手足口病。

（俞　蕙）

—— 专家简介 ——

俞　蕙

俞蕙,博士研究生导师,复旦大学附属儿科医院感染科主任医师。擅长儿童感染性疾病的诊断、治疗及预防。

166. 流感疫苗需要每年接种吗

流行性感冒俗称流感,是由流感病毒引起的一种传染性较强的呼吸道传染病。流感病毒有 3 种类型：甲型、乙型、丙型,其中甲型和乙型流感病毒均可导致人类流感。流感流行常发生在冬春季节。患流感时,体温可高达 40 ℃,头痛、四肢酸痛、恶心、腹痛、腹泻等全身症状明显,而流涕、打喷嚏、咳嗽等症状不明显,病情轻的患儿 2～3 天逐渐恢复,但病情严重者可并发肺炎、病毒性心肌炎和脑炎等。

预防流感最好的办法是接种流感疫苗。小孩、老人和一些免疫力比较差的成人容易在流感多发季节发病,因此 6 个月以上的儿童在秋冬交替季节(9～11 月)应接种流感疫苗。接种疫苗的部位发红、发热,甚至出现低热等,都属于正常现象,一般 1～2 天会消退。因为流感病毒每隔一段时间都会发生变异,每年发生流行的流感病毒是不同的血清型别,原来的疫苗将失去效力,接种流感疫苗后,一般只在当年有效,所以每年都需要接种。

（俞　蕙）

167. 患了传染性单核细胞增多症会引起肿瘤吗

传染性单核细胞增多症是由 EB 病毒引起的一种以发热、颈部淋巴结肿大、咽部扁桃体肿大、肝脾肿大、皮疹等为主要临床表现的常见病。有以上症状时需要及时到医院就诊，进行必要的检验和检查。在我国，这种疾病多发生于 10 岁以下的儿童，一般症状会持续 7～14 天，发热、扁桃体肿大等症状会逐渐好转和消失。但有部分患儿体温超过 39 ℃，持续时间超过 14 天，在疾病过程中会出现转氨酶、胆红素、胆汁酸异常等，但大多数基本能在 4～6 周内恢复正常。病情恢复后需要按医嘱定期随访。

EB 病毒引起的传染性单核细胞增多症是急性疾病，一般预后良好，不必过分担心。但有极少数免疫功能异常的患儿感染 EB 病毒会发生高热持续不退、抽搐、肝衰竭或病情反复不愈等危重情况，或者病程超过 3 个月，发展为慢性活动性 EB 病毒感染，严重者还会进展为噬血细胞综合征，预后不佳。EB 病毒与淋巴瘤、鼻咽癌、胃癌的发生有关，但并不意味患传染性单核细胞增多症的患儿发生肿瘤性疾病的风险增高。

（俞　蕙）

168. 母亲为乙肝病毒携带者，新生儿应如何接种乙肝疫苗

母亲乙肝"大三阳"、肝功能正常，即为乙肝病毒携带者。乙肝病毒可以在母亲怀孕期间通过胎盘引起胎儿宫内感染，也可在出生时或出生后密切接触而感染，即母婴传播。母婴传播是我国乙肝病毒感染的主要传播方式。如果乙肝"大三阳"母亲所生的婴儿不采取任何预防接种措施，婴儿发生乙肝病毒感染的危险性很高，可达 95％。而采取乙肝疫苗和乙肝免疫球蛋白联合的免疫接种，发生乙肝的风险可明显降低，为 5％～10％。

乙肝疫苗接种是预防乙肝病毒感染非常有效的防预方法。乙肝疫苗是基因工程疫苗，从 1992 年开始，我国对所有健康的新生儿在 0、1、6 月龄时接种，完成 3 剂接种的有效率可达 90％。疫苗的安全性高，接种后不良反应少。

健康的新生儿在出生后 24 小时内应该尽早接种第 1 剂乙肝疫苗，然后在 1 月龄、6 月龄时接种第 2 和第 3 剂乙肝疫苗。而对于母亲为乙肝"大三阳"的婴儿，在出生后 24 小时内除接种第 1 剂乙肝疫苗外，还需接种乙肝免疫球蛋白 100～200 单位；1 月龄和 6 月龄时接种第 2 和第 3 剂乙肝疫苗。如果乙肝"大三阳"母亲所生的婴儿为早产儿，乙肝免疫球蛋白和第 1 剂乙肝疫苗在出生 24 小

时内接种,在婴儿1、2、7月龄时接种第2、第3和第4剂乙肝疫苗。

（俞　蕙）

169. 吃鸡肉、鸡蛋会患禽流感吗

禽流感病毒是一种感染禽类为主的流感病毒,这种流感病毒是甲型流感病毒。能够感染人的禽流感病毒有 H5N1、H5N2、H7N2、H7N3、H7N7、H9N2、H10N7、H7N9。禽流感的传染源是禽类,传播途径是呼吸道传播,冬春季节高发,人感染禽流感的高发人群一般是与活禽有密切接触的人,如饲养员和购买活禽的人。人一旦感染了禽流感,会出现发热、咳嗽、头痛、乏力、肌肉酸痛;不同于一般的感冒,全身症状非常突出。

禽流感病毒普遍对温度比较敏感,鸡肉、鸡蛋是可以吃的,但必须煮熟,以安全为重,就不要吃"溏心蛋"了。

对待禽流感以预防为主,平时避免与活禽或其粪便接触,可以减少人感染禽流感的风险。勤洗手,注意饮食均衡、卫生,适当锻炼身体,增强自身抵抗力,保证足够睡眠时间,避免过度疲劳。开窗通风,保持室内空气流通。如果有禽流感的症状,要及时到医院就诊,以免病情加重引起肺炎。

（俞　蕙）

170. 白细胞增高一定要用抗生素吗

白细胞是由骨髓里的多能干细胞分化来的,分为中性粒细胞、淋巴细胞、嗜酸性粒细胞、嗜碱性粒细胞、单核细胞。白细胞增高见于下列情况:①生理性白细胞增高,如新生儿出生时白细胞数为$(15\sim20)\times10^9$/升,出生后 6～12 小时达到$(21\sim28)\times10^9$/升,中性粒细胞也增高,然后逐渐下降。②多数细菌感染会有白细胞增高;有些病毒感染,如传染性单核细胞增多症、乙脑,白细胞也会增高。③严重应激,如严重外科创伤、癫痫发作。④药物因素,如长期服用激素,或者短期使用大剂量激素,都可以导致白细胞增高。

当确定有细菌感染,如有发热畏寒、全身中毒症状、面色差、食欲减退、外周循环改变等症状,结合白细胞和中性粒细胞增高,则应该使用抗生素;结合 CRP（C 反应蛋白）增高,可以帮助判断病情。

（刘兴元）

—— 专家简介 ——

刘兴元

刘兴元，教授、博士生导师，上海同济大学附属同济医院儿科主任医师。

对儿童支气管哮喘、过敏性咳嗽、咳嗽变异性哮喘等喘息相关疾病采用个体化和分级治疗，擅长儿童呼吸道疾病的免疫调节治疗。

171. 婴幼儿发热怎么处理

婴幼儿发热多与感染有关，其中病毒感染是最常见的原因。婴幼儿的免疫功能尚未发育完善，容易发生感染，也就容易出现发热。发热是致热源作用于下丘脑体温调节中枢，引起体温调定点上移，导致机体核心温度升高的状态，大多数情况下是一种有益的生理机制，不会对机体造成不良影响，但发热儿童会出现全身不适感，对进食、活动和睡眠等造成明显影响。怕冷是发热前期的一种表现，孩子会出现皮肤干燥无汗、有时伴寒战、肌肉酸痛、无力等，之后可能会出现皮肤潮红、心跳加速、头痛、头晕、食欲不振、全身不适等。

长期以来，温水擦浴作为退热的一种方法被广泛应用，不推荐使用冰水或乙醇擦浴的方法退热。肛温高于 39 ℃，或因发热出现不适和情绪低落的发热儿童，可以口服退热药物。在饮食方面，考虑生病期间消化功能也会受到影响，应以易消化的食物为主。尽量多休息、多喝水，保持室内通风。

如果仅仅有发热，没有其他不适，可以暂时观察；如果同时伴有咳嗽、气促等其他症状，不论体温高低，都应及时就医。

（孙金峤）

—— 专家简介 ——

孙金峤

孙金峤，副教授、硕士生导师，复旦大学附属儿科医院临床免疫科主任助理。

中国医师协会儿科医师分会儿童过敏专业委员会秘书，上海市医学会儿科专科分会免疫学组委员。

擅长儿童免疫低下和过敏性疾病的研究。

免疫

172. 儿童也会得关节炎吗

不少家长都曾遇到孩子偶尔吵嚷，说手或脚的关节痛，甚至不能动。这些关节痛可能只是正常的"生长痛"，但也可能是严重的疾病，如感染、风湿性疾病、癌症或其他骨科疾病的症状。家长若发现孩子有关节痛，绝不能掉以轻心，如果疼痛持续存在，需尽快就医。

与免疫系统相关的儿童风湿病是儿童关节痛较常见的原因，较为熟悉的有幼年特发性关节炎（JIA）。它是一种慢性疾病，以持续的关节炎为特征，典型的表现是关节疼痛、肿胀和活动受限。"特发性"的意思是我们并不知道这种病的原因，"幼年"在这里的意思是症状出现的年龄小于 16 岁。这种疾病不是一种遗传性疾病，是个体的遗传易感性和环境因素（可能是感染）结合而导致的。

儿童生长痛多发生于 4～12 岁，疼痛出现于膝关节以下的小腿部位，病因未明。疼痛通常很短暂，而且只会间歇性地在晚间出现，时而在左腿，时而在右腿。第二天睡醒后，疼痛便会消失。由于该病并不影响儿童健康，故无需特别治疗，家长可以用热毛巾轻敷孩子小腿部位，配合按摩，可缓解疼痛。待孩子 13～14 岁，小腿的疼痛便会逐渐消失，家长不必过于担心。

（陈　嬿）

── 专家简介 ──

陈　嬿

陈嬿，上海交通大学医学院附属新华医院儿童呼吸科副主任医师。

中华医学会儿科学分会呼吸学组儿童间质性肺疾病协作组成员，中国心胸血管麻醉学会急救与复苏分会委员等。

擅长哮喘、反复呼吸道感染、变态反应性疾病与免疫系统相关疾病的诊断与治疗。

173. 过敏性紫癜就是皮下出血吗

过敏性紫癜的主要表现是皮肤紫癜，多见于双小腿前部以及臀部，一般不痛不痒，有些家长认为这是皮下出血，实际上它是一种儿童常见的全身性血管炎综合征，可累及多个脏器，一般以皮肤、关节、消化道及肾脏的损害较为常见，除了反复出现皮肤紫癜外，部分患儿还可有关节肿痛、活动受限及腹痛、呕吐、便血等症状；少数患儿有肾脏病变，出现蛋白尿、血尿、血压增高及水肿等，而血小板是不减少的。

本病具有自愈性，单纯皮疹通常无需治疗。但是合并严重皮疹、急性关节痛、腹痛及肾功能损害时应积极治疗，且不同的临床表现需要不同的治疗方法，部分患儿需使用糖皮质激素，尤其对肾功能损害的患儿需要长期监测和治疗。

特 别 提 醒

有些患儿的关节症状、消化道症状先于皮肤紫癜出现，甚至可长达 14 天无皮疹，极易发生误诊，应引起重视。对本病患儿应高度警惕肾功能损害，即使尿常规检验仅轻微异常或正常，也可能存在隐匿性肾功能损害，且肾脏病变常较迁延，少数有最终发展成终末期肾病的风险，因此，长期随访和监测是很必要的。

（蒋瑾瑾　崔赛男）

—— 专家简介 ——

蒋瑾瑾

蒋瑾瑾，主任医师、教授，海军军医大学附属长海医院儿科主任。

中国优生优育协会理事，全军儿科专业委员会常委，中国中西医结合学会儿科专业委员会风湿免疫学组委员，中国医疗保健国际交流促进会妇产科分会副主任委员，上海市医学会儿科专科分会免疫学组组长，上海市医师协会儿科医师分会委员等。

擅长新生儿疾病，儿童感染，呼吸、血液、免疫系统疾病，矮小症、性早熟、肥胖等疾病的诊治。

174. 孩子患了过敏性紫癜，怎么调整饮食

过敏性紫癜本质上是血管炎，主要是由于血液里的免疫球蛋白 A 沉积于血管壁，引起血管炎症。在这一过程中患儿如果饮食不当可能会加重血管损伤，特别是有腹痛的患儿，更需注意饮食。腹痛严重的患儿需禁食，无明显腹痛、出血的儿童可以进食蔬菜和猪肉，其他含蛋白质的食物如鸡蛋、鸡肉、鱼、牛羊肉等可待皮疹消退后每周增加一样、逐渐恢复。换句话说，吃东西不会促发过敏性紫癜发作，但会加重紫癜病情，尤其在本身对某种食物过敏的情况下。这也是临床上过敏性紫癜患儿通常需要筛查食物过敏原的原因。

（郭桂梅）

—— 专家简介 ——

郭桂梅

郭桂梅，主任医师、硕士研究生导师，上海市儿童医院儿科（教研室）副主任、肾脏风湿科副主任。

中国医师协会住院医师规范化培训专业委员会督导专家，上海市医学会儿科专科分会免疫学组副组长。

擅长儿童风湿免疫性疾病及继发性肾脏病的临床及科研工作。

175. 宝宝为什么会有食物不耐受的情况

食物不耐受，简单来说，就是人的免疫系统把进入人体内的某种或多种食物当成有害的抗原，针对这些抗原产生不必要的免疫反应，引起全身各系统出现异常的慢性病症状。

食物不耐受大多症状隐蔽，婴儿与儿童食物不耐受的发生率比成人高。儿童的胃肠道功能发育尚不够完善，有些食物在胃里不能被消化分解成最小的分子水平，就会以多肽等比较大的物质形态进入肠道。机体会产生抗体 IgG 去抵抗这些"异物"。这时，如果不及时改变饮食结构，不耐受的食物会继续刺激机体产生大量抗体，从而引起多系统的症状。

家长们不用过于担心，宝宝现在对某种食物不耐受，并不意味这种状况会一直持续下去，通过医生指导，在经过一段时间的回避后，大部分食物都是可以逐

渐重新纳入饮食的。

（蒋瑾瑾　雷　蕾）

176. 孩子经常感冒，要不要输免疫球蛋白

低龄儿童免疫功能不成熟，抗感染的能力比成人和年龄稍大的儿童低，容易发生呼吸道和消化道感染，随着孩子长大，免疫功能会逐渐提高，患病次数会明显减少，这是一个自然过程。家长要注意孩子的日常护理、营养，按时预防接种，定期健康检查和体格锻炼，避免因营养性贫血等疾病导致孩子免疫功能下降。人免疫球蛋白是从人的血浆中提取的，含有广谱抗病毒、细菌或其他病原体的 IgG 抗体，具有免疫替代和免疫调节的双重治疗作用。使用适应证是原发性免疫球蛋白缺乏症、重症感染、自身免疫性疾病（如原发性血小板减少性紫癜、川崎病）等。其原料来自人血，虽然对原料血浆进行了相关病原体的筛查，并在生产工艺中加入了去除和灭活病毒的措施，但理论上仍存在传播某些已知和未知病原体的潜在风险。免疫球蛋白注入人体后产生的免疫力是被动给予的，1 月左右就被代谢，之后，其在体内的含量又恢复到原来水平。因此，输免疫球蛋白要有一定适应证，除非病情需要，一般不需要使用免疫球蛋白治疗。

（朱　慧）

—— 专家简介 ——

朱　慧

朱慧，副主任医师、副教授，上海市嘉定区中心医院儿科副主任医师。上海市医学会儿科专科分会免疫学组委员。

擅长儿科常见病诊治，尤其是儿童哮喘的规范化诊断及治疗。

177. 系统性红斑狼疮是绝症吗

系统性红斑狼疮（SLE）是儿童时期常见的弥漫性结缔组织疾病。其发病机制并不十分明确，目前认为与基因、感染和环境等多因素相互作用有关。儿童SLE的临床表现往往较成人更为严重，主要表现为内脏的损害，如狼疮性肾炎、溶血性贫血、免疫性血小板减少、狼疮性脑病等，需要及时治疗。

随着医疗技术的不断发展，新型救治手段的推陈出新，若及时诊断并给予积极救治，大部分患儿可以完全缓解，重新就学，正常就业，并结婚生子。合并抗 SSA 抗体和/或抗 SSB 抗体阳性的 SLE 育龄妇女所生育的新生儿有患"新生儿红斑狼疮"的风险，主要表现为皮肤红斑，血液中抗 SSA 抗体和/或抗 SSB 抗体阳性，部分患儿可表现为房室传导阻滞、肝功能损害、黄疸、溶血性贫血、血小板减少等。如果无严重的临床表现，一般给予停母乳喂养、避光和支持治疗；满 6 个月后，患儿症状会随着来自于母体的抗 SSA 抗体和/或抗 SSB 抗体的消失而完全消失。

家长们一定不要谈"狼"色变，要相信医学在进步，一旦确诊，应即刻治疗，及早控制疾病的活动，远期预后更佳。疾病活动控制良好的 SLE 患儿可以像很多慢性病患者一样长期生存，甚至停用激素。

（孙　利）

—— 专家简介 ——

孙　利

孙利，复旦大学附属儿科医院风湿科主任。

擅长儿童风湿性疾病和肾脏疾病的诊治，特别是儿童系统性红斑狼疮、狼疮性肾炎、狼疮危象、过敏性紫癜、紫癜性肾炎、幼年特发性关节炎、幼年皮肌炎、ANCA 相关性血管炎、多发性大动脉炎等疾病的诊治。

178. 怎么预防系统性红斑狼疮复发

儿童系统性红斑狼疮(SLE)为一慢性疾病，即使病情控制稳定，仍有复发可能，有效去除诱发此病的因素，可以在很大程度上防止疾病复发。

SLE 患儿由于本身免疫功能紊乱，加上长期使用激素和免疫抑制剂，感染概率增大、难控制、一些条件致病菌感染的概率增高。一旦发生感染，又可引起狼疮活动，而由于感染的存在又限制了很多治疗药物的应用，使治疗难度加大。因此，有效防治感染对于防止 SLE 的加重和复发是非常重要的。

其次为环境因素。日光和紫外线照射能使 SLE 患儿全身和皮肤症状加重，促使狼疮发作，因此，SLE 患儿要避免阳光照射，实在难以避免时，在阳光下活动应使用遮阳伞或戴宽边帽，穿长袖衣、长裤。严寒刺激亦可导致本病复发，气候变化或季节转换时要随时加减衣物，冬季外出应戴帽子、手套，以防受凉。另外，过敏亦为诱发和加重 SLE 的因素之一，合并过敏体质的 SLE 患儿需避免接触过敏原，防止过敏反应导致 SLE 病情加重。

不恰当减药亦为导致 SLE 患儿病情反复的因素之一。部分患儿家长对使用激素及免疫抑制剂治疗的重要性和必要性认识不足，又担心药物的不良反应，病情稍微稳定就擅自减药，而导致病情复发甚至危象发生。

（蒋瑾瑾　薛海燕）

179. 为什么孩子接种过"水痘疫苗"还会出水痘

水痘是由疱疹病毒引起，传染性很强，症状严重甚至危及生命。接种"水痘疫苗"是利用人工接种方法给机体输入抗原（即病毒减毒活疫苗），刺激机体的免疫应答。第一次用适量的抗原进行人体免疫，需经一定潜伏期才能在血液中出现抗体，抗体含量低，且维持时间短。若在抗体含量下降期再次给予相同抗原免疫时，则抗体出现的潜伏期较初次应答明显缩短，抗体含量也随之上升，且维持时间长。这就是为什么接种了疫苗后，隔段时间还要加强接种。

我们接种的"水痘疫苗"是病毒减毒活疫苗，它的保护期一般是在 5 年或 10 年，这与孩子的免疫力、接种疫苗的剂量、注入方式、接种时间等都有关系，且越到后期抵抗力越弱。接种过疫苗后需经一定潜伏期才能在血液中出现抗体，若在此期间感染疱疹病毒，因疫苗尚未产生保护作用，孩子还是会出水痘。此外，不同的人存在个体差异，任何一种疫苗保护率都不可能达到 100％，接种疫苗并不能保证所有接种的人都能产生抗体。因此，有个别孩子打过疫苗还是会出水痘。

（蒋瑾瑾　郁　燕）

180. 宝宝反复腹泻，会是免疫缺陷病吗

X 连锁重症联合免疫缺陷病（XSCID）临床罕见。患儿大多在出生后 1～2 个月内发病，对细菌、真菌、病毒和原虫等各种病原体均缺乏抵抗力，各种感染连续不断。患儿常发生皮肤、肺和胃肠道的感染，几乎所有患儿都有腹泻，经常规治疗后病情仍然迁延不愈。因此，对于小婴儿不明原因的持续腹泻，应及早进行体液免疫和细胞免疫功能检查，必要时做相关的基因检测。

目前，XSCID 的首选治疗方法是骨髓移植，在出生 3 个月内进行造血干细胞移植，存活率可接近 95％；而在出生 3 个月后进行移植，存活率则降至 76％。因此，早期诊断及治疗非常重要，有利于患儿尽早接受骨髓移植治疗，以期改善预后和长期生存。有阳性家族史的孕妇应进行遗传咨询，必要时在孕 16～20 周行羊膜腔穿刺，以助于了解胎儿的基因情况和早期拟定治疗方案。

（殷　蕾）

—— 专家简介 ——

殷　蕾

殷蕾，副主任医师，上海儿童医学中心肾脏风湿科副主任、罕见病诊治中心副主任。

上海市医学会儿科专科分会免疫学组副组长、罕见病专科分会青年委员。

181. 孩子反复咳嗽与过敏有关系吗

孩子反复咳嗽，可能是由过敏引起的，甚至是哮喘发作。哮喘是一种以慢性气道炎症为特征的疾病，大多数孩子主要表现为咳嗽，胸闷，有些严重发作的患儿，家长可在其背部听到呼气时发出的"哨笛"样声音。哮喘是一种由基因（内因）和环境因素（外因）共同作用的过敏性疾病。如果亲属中尤其是父母有过敏性疾病，孩子患病的风险较高；花粉、尘螨、真菌、动物皮毛及排泄物、烟草暴露（二手烟及三手烟）、冷空气刺激、反复呼吸道感染等因素均可诱发哮喘。如果孩子经常反复咳嗽，夜间和晨起加重，运动、大哭、大笑后加重，过敏原或冷空气刺激后加重，"感冒"后长期咳嗽不愈，使用多种抗生素仍没有效果，需要带孩子就医。

如果孩子被明确诊断为哮喘，应遵医嘱进行规范治疗，主要为吸入型糖皮质激素、支气管舒张剂、抗过敏药物的联合应用。早期治疗与症状出现 2～4 年后再治疗相比，预后更好。需要注意的是，哮喘是一种慢性炎症，需要长期规范治疗，定期随访，评估病情，调整治疗方案。一些家长对吸入激素心存顾虑，看到孩子不咳不喘了就自行停药，导致患儿的病情不能获得良好控制，反而耽误病情，延长治疗时间，导致气道不可逆损伤。

（蒋瑾瑾　苏　雯）

182. 宝宝湿疹怎么办

湿疹是婴幼儿常见的一种皮肤病，宝宝又痒又难受，哭闹烦躁，家长们应该做到以下几点。

（1）避免过敏原和诱因。这是最重要的一步，大部分婴儿湿疹，可能是对蛋白、鱼和牛乳等食物中的某些大分子物质过敏。这些物质也可通过母亲的乳汁传给婴儿，因此母乳喂养的妈妈和加辅食的孩子应该轮流停吃易过敏食物，如果发现任何食物加重湿疹，以后应避免。建议母乳喂养至 6 个月后加辅食，1～2 岁加易过敏食物，配方奶粉喂养可考虑低敏配方奶粉。此外，应避免接触尘螨、动物毛、化学物品等，居家环境宜凉爽、通风、干燥、清洁，衣物宜全棉宽松，用经典儿童护肤和洗浴用品。中度和重度湿疹的宝宝最好进行过敏原试验。

（2）保湿与消炎。湿疹的原因之一是皮肤屏障功能障碍导致皮肤水分丢失，因此，保湿非常重要。在涂润肤剂的时候一定要用够，保持 24 小时皮肤湿润，有些湿疹不需要药物就能控制好。可在医生指导下用药：包括口服第一代（苯海拉明）和第二代（仙特明/西替利嗪，氯雷他定）抗组胺药，必要时外用激素。如果继发感染，可以外用 2% 莫匹罗星软膏（百多邦）或口服抗生素。

（3）预防。对牛奶过敏的婴儿应改人奶或者氨基酸奶粉喂养。某些益生菌具有刺激和调节天然免疫及获得性免疫的功能，对湿疹防治有一定的效果。

（顾　珺）

—— 专家简介 ——

顾　珺

顾珺，上海交通大学附属第一人民医院儿内科副主任医师。

上海市医学会儿科专科分会免疫学组委员，上海市中西医结合学会儿科分会委员。

擅长儿童过敏性疾病及新生儿疾病的诊治。

急｜症｜

183. 宝宝发热可以用酒精擦浴吗

　　宝宝发热时，有很多物理降温法被大家熟知，其中相传最多的一种就是酒精擦浴。酒精擦浴主要是利用酒精容易挥发的特性，酒精挥发时大量吸热，帮助降低体温。很多家长一看到宝宝发热，认为吃药对孩子不好，就选择酒精擦浴，认为酒精擦浴起效快又没什么危害，其实这种方法完全不正确。酒精擦浴对婴幼儿的伤害颇大，需谨慎使用。①酒精挥发太快，会过犹不及。宝宝可能会出现全身颤抖，体温再次升高。②有些宝宝会对酒精过敏，出现全身不良反应，如皮疹、红斑、瘙痒等。③酒精可通过皮肤和呼吸道被宝宝吸入体内，引起酒精中毒，甚至昏迷。④酒精擦浴能兴奋迷走神经，引起心率反射性减慢，甚至引起室颤及传导阻滞而导致心跳骤停。越小的孩子，皮肤屏障功能越差，通过皮肤吸收酒精的量越多，之后通过肝脏解毒，对宝宝发育不健全的肝脏是一种伤害。因此，2016年 6 月发表的《中国 0 至 5 岁儿童病因不明急性发热诊断和处理若干问题循证指南》不推荐酒精擦浴退热。

（王　莹　李娟珍）

—— 专家简介 ——

王　莹

　　王莹，主任医师、硕士生导师，上海儿童医学中心内科主任、重症医学科主任。

　　中华医学会儿科学分会急救学组副组长，中国医师协会儿童重症医师分会副会长，上海市医学会儿科专科分会副主任委员、急救学组组长，上海市医师协会急诊科医师分会副会长等。

　　主要从事儿科急危重症的临床诊治工作。

184. 宝宝发热需要捂汗吗

　　儿童发热在日常生活中非常常见，大多数由病原微生物感染引起。平时家长会给发热的宝宝用被子捂一下，以为捂出汗来就可以退热了。宝宝发热是否可以捂汗呢？散热一般是通过辐射、传导和对流的方式达到降温效果，如果发热时捂被子，就不能通过这些途径散热，会使宝宝体温一直上升，甚至达到超高热，持续超高热（肛温大于 41.5 ℃）可能损伤中枢神经；另外，由于儿童体温调节中枢发育不完善，一旦高热，容易惊厥；如果捂汗过度，还会出现全身大汗淋漓、脱水、休克等严重情况。因此，儿童发热不能采用捂汗的方式退热。如果是低热（体温小于等于 38 ℃），可以用物理降温方法，包括环境通风、调节适宜的环境温度、宽衣、使用退热贴或退热凝胶贴于额头或大血管处；当体温高于38.5 ℃可给予药物降温（如布洛芬、对乙酰氨基酚），并同时采用物理降温措施。一定要多补充水分，饮水、喝果汁等，以避免脱水。

（王 莹 安 康）

185. 发热会把脑子"烧坏"吗

首先，要从发热的机制说起：正常生理状态下，下丘脑体温调节中枢使体温维持在 37 ℃左右（正常调定点），当外源性物质（如细菌、真菌、病毒等病原体）或内生致热源刺激机体时，下丘脑的体温调定点上移，机体通过骨骼肌紧张、寒战等增加产热，皮肤血管收缩以减少散热，最终使体温调定点上升至新的高度。而发热时体温极少超过 41 ℃，是由于机体负反馈调节机制阻止了体温的无限上升。研究指出，发热不仅可增强机体免疫功能，还可有效清除体内病原微生物，利于疾病恢复。因此，发热本身是机体对疾病的一种保护性生理反应。

与发热不同，若体温调节出现障碍（如产热过量或散热受限，甲亢、中暑、高热患儿的不当护理等）使体温高于调定点，体温超过 40 ℃，则称为超高热。超高热可导致包括脑细胞凋亡、脑实质及血脑屏障破坏在内的神经系统损伤，引起认知障碍、烦躁、抽搐、昏睡甚至昏迷，预后不良。通俗地讲，发热时脑子不会烧坏，只有体温调节出现障碍，出现超高热时才可能出现这类情况。

特 别 提 醒

中枢神经系统感染（如细菌性、病毒性、真菌性脑膜脑炎等）的患儿常出现高热、意识障碍、抽搐、头痛、呕吐等症状，此时是疾病引发的发热症状，而非发热引起神经系统损伤，因果关系不可混淆。

（王 莹 孙思娟）

186. 宝宝惊厥时能按压人中吗

惊厥俗称"抽筋""抽搐"，是常见的儿科急症，也是最常见的小儿神经系统症状。多见于 6 岁以下儿童，大多突然发作，头后仰，两眼上翻或固定，牙关紧闭，口吐白沫，面部或四肢肌肉强直性或阵挛性抽动，常伴意识障碍，有时伴大小便失禁。发作时间数秒至数分钟，有时反复发作，甚至呈持续状态，发作严重或时间持久者，可发生窒息，危及生命。根据惊厥时是否伴有发热，可分为热性惊厥和无热惊厥，临床以热性惊厥为主。大部分惊厥 2～3 分钟内自然停止，因此，对于大多数惊厥，尤其是单纯热性惊厥首次发作，无需特殊处理。对于长时间惊厥（5 分钟以上）则强调及时急诊治疗。"按压人中"作为一项中国传统技能，被广大老百姓喜闻乐见。按压人中真的有那么神奇吗？

人中穴位于上嘴唇沟上 1/3 与下 2/3 交界处，是人们耳熟能详的急救要穴之一。然而，不少研究发现，这种民间应用多年的"急救神技"并没有那么神，关键还是要查清楚惊厥的原因，有针对性地治疗。而且需要警惕的是，当面临危急时刻，普通老百姓一知半解地"按压人中"，往往适得其反，在掐人中时方法不正确，不但起不到救人的作用，还会给患者健康带来负面影响。比如，方法不当不仅可能造成误吸，甚至窒息，有的用力过度还可能导致皮肤破损；或者将关注点只放在按压人中的效果上，而忽略了核心救治措施，从而延误治疗。如果在家里真没有更好的办法，可以先尝试按压人中，但是应注意力度适中，同时保持患儿气道通畅，让小儿头偏向一侧，以防误吸，同时，尽快送至医院抢救。

（王　莹　史柳红）

187. 溺水后倒背控水有用吗

溺水是儿童急诊常见的就诊原因之一，一年四季均有发生。溺水儿童年龄多集中在两个阶段：1～3 岁的婴幼儿及学龄期儿童。前者多因已具备独立行走能力，由于看护不周，溺入居住地附近池塘、河沟等地；后者多见于学龄期儿童在暑期学习游泳时，由于缺乏经验而发生泳池溺水。

一旦溺水发生，给予有效营救的时间越早，患者存活的概率越大。对于没有急救经验的老百姓来讲，一部分人在水中救起患儿后会进行倒背控水，这个措施其实是错误的。正确的做法是：在救起溺水的儿童后，将其安置于平整的地面，并置于仰卧位,快速判断其有无反应,如果没有反应,尽快呼救并拨打"120"急救电话,同时开放孩子气道,给予 2～5 次口对口人工呼吸,如果孩子对人工呼吸无反应,马上进行心肺复苏(胸外按压和通气比例为 30∶2,即 30 次胸外按压,然后 2 次口对口人工呼吸),直到"120"救护车赶到。

特别提醒

在心肺复苏时胃内容物易反流、误吸入气道,再次阻塞气道。因此,如果溺水儿童发生呕吐,需将其头偏向一侧,并清除反流物。在进行营救的同时,千万别忘记拨打"120"急救电话,寻求更专业的救助。

(王 莹 安 康)

188. 烫伤后能擦酱油吗

烫伤是比较常见的意外伤害,民间常流行着一些"土方法",如在烫伤处擦酱油、龙胆紫、牙膏等。那么,这些"土方法"是不是科学? 正确的急救方法又是什么呢?

首先,烫伤后不能用酱油、龙胆紫等有颜色的物质和牙膏、抗生素药膏等膏剂擦拭,因为这些方法不但没有显著的治疗效果,而且会影响医生对创面严重程度的判断和处理,同时容易沾染脏东西,导致创面感染风险增加。正确的烫伤后急救方法是:①如果烫伤处皮肤未破,迅速将烫伤部位浸于冷水中或用冷水冲洗,水龙头的压力不要太大,冲洗 10～20 分钟,直至不感到疼痛为止;对于不便冲洗的部位,如头部,可用湿冷毛巾敷于烫伤处,并不断更换冷毛巾;如果烫伤部位已破,则禁止用冷水冲,以防感染。②小心地将烫伤处衣物剪开后脱去。③如果烫伤处没有脓液渗出,可直接用无菌纱布包扎;如果创面较大,有脓液渗出,可用无菌纱布或干净毛巾覆盖伤口后尽快就医。

特别提醒

较严重的烫伤应简单处理后立即到医院就诊;轻度烫伤自行处理,1～2 天后如果出现红肿、疼痛加剧等症状,说明有感染的可能,也应及时到医院进行治疗。

(王 莹 奚悦玲)

189. 被狗咬伤后可以用嘴吸血吗

现在,养狗、猫等宠物的家庭越来越多,被宠物咬伤的事件也时有发生。有些家长在孩子被狗咬伤后直接用嘴去吸血,希望能消毒、减少感染。这种做法是错误的:一方面,起不到深部消毒的作用;另一方面,如果狗带有狂犬病病毒,可能导致自己被感染(因为口腔离中枢神经较近,一旦感染到狂犬病病毒,发病会非常快,甚至等不到接种完狂犬病疫苗就可能发病)。

孩子被狗或猫咬伤后,伤口的及时正确处理是防止发病的关键。一定要彻底冲洗伤口,用力挤压伤口周围软组织,冲洗的水流量要大,可直接对着水龙头用急水冲洗,不少于半小时。除伤口大且伤及血管时需要止血外,一般不需涂擦任何药物,也不需包扎。如果被轻轻咬到,皮肤未破,先用大量清水冲洗,然后用肥皂洗净被咬处。在对伤口初步处理后,要立即带孩子到医院或疾控中心治疗,进一步处理伤口,并接种狂犬病疫苗,必要时注射抗狂犬病血清或免疫球蛋白。

特别提醒

人被携带狂犬病病毒的动物咬伤后,极易感染,狂犬病一旦发病,几乎100％死亡。如果被狗、猫咬伤,对伤口初步处理后,要立即带孩子到医院进一步治疗。疫苗注射期间,应避免食用刺激性食物,避免受凉、过度疲劳,防止感冒。

(陆国平　马　健)

—— 专家简介 ——
陆国平

陆国平,主任医师、博士生导师,复旦大学附属儿科医院急诊与重症医学科主任,复旦大学附属儿科医院上海市急救中心主任。

中华医学会急诊医学分会儿科学组副组长,中国医师协会儿童重症医师分会副会长,中国医学救援协会儿科救援分会常委,上海市医学会儿科专科分会急诊学组副组长等。

190. 儿童雾化治疗会产生依赖吗

雾化吸入治疗是用雾化装置将药液分散成细小的微粒,呈气雾状喷出,经鼻和口吸入呼吸道及肺内以达到湿化气道、解痉平喘、消炎祛痰的目的。目前常用于平喘的雾化药物主要有 β_2 受体激动剂(如博利康尼)、胆碱能受体拮抗剂(如溴化异丙托品)和糖皮质激素(如布地奈德)。雾化吸入治疗由于直接作用于呼吸道、起效快、入血液循环量少、全身不良反应轻,已成为平喘治疗中最常用的手段。雾化吸入激素治疗由于药物是局部黏膜吸收,进入血液循环量非常少,因此引起全身不良反应明显少于静脉和口服途径给药,不会影响孩子生长发育,也不会产生药物依赖。

特别提醒

　　家长在给孩子做雾化时,应先清理口、鼻腔分泌物,保持呼吸道通畅;不在饱食后马上雾化,避免孩子哭闹导致呕吐、窒息;雾化时鼓励孩子深呼吸,提高药物吸入量;雾化过程中注意观察孩子的面色、呼吸和咳嗽情况;雾化后应清洗脸部,减少药物自皮肤吸收;雾化糖皮质激素后要洗脸漱口,给婴幼儿喂少量水,以减少皮肤和口咽部的不良反应(如鹅口疮)等;雾化器要及时清洗,晾干备用。

(陆国平　马　健)

191. 孩子鼻出血时,头后仰和冰袋敷额能止血吗

　　儿童鼻腔黏膜毛细血管丰富,容易破裂引起鼻出血。很多家长碰到孩子鼻出血会让孩子头后仰或躺下,用冰袋敷额,但这种做法并不正确。头后仰不但不能止血,还会使血液流到咽喉部,咽入食道及胃肠,刺激胃肠黏膜,产生不适感和呕吐,出血量大时还容易呛入气管造成窒息等危险,还容易给家长造成出血已止住的假象而耽误就医。冰袋敷额原意是希望额头的皮肤遇冷时引起鼻部血管收缩以止血,但额头距离出血的鼻部太远,止血效果很差,正确的方法是直接冰敷在鼻根部或整个鼻子上。

　　儿童最常见的鼻出血位置在鼻孔内侧的鼻中隔黏膜上,靠近前鼻孔,因此,局部压迫止血是最方便也最实用的止血方法。家长要保持镇定,安抚孩子,让孩子头部保持正常直立或稍向前倾,用手指从鼻子外面压迫出血侧的鼻前部(鼻子柔软部分),就像一般用手夹鼻子的做法,直接压迫 5～10 分钟。大部分鼻出血都可以用这种方法止血,不需要到医院就诊。如果压迫超过 10 分钟仍未止血,需要就医查原因及做进一步处理。

(陆国平　马　健)

192. 异物呛咳后能抠喉咙急救吗

婴幼儿进食或口含异物时打闹、哭吵，容易造成食物或异物卡于声门或落入气管，引起窒息或呼吸困难，可表现为突然呛咳、不能发声、用手指抓住自己的颈部，呼吸急促、面色发紫，严重者甚至出现神志不清，呼吸、心跳停止。很多家长遇到这种情况会用手去抠孩子的喉咙，希望能把食物或异物抠出来。这种做法是非常危险的，在没有看到异物的情况下盲目地用手抠喉咙有可能把异物推入声门下或进一步推入气管深部，还可能造成咽喉部损伤。

孩子发生食物或异物呛咳，家长应保持冷静，拨打"120"急救电话并立即进行现场急救。如果是不满 1 岁的婴儿且神志清楚，家长可跪下或坐下，将婴儿放在膝盖上，使婴儿脸朝下、头部靠在家长前臂上并略低于胸部，用手托住婴儿的头部和下颌，另一只手的掌根在婴儿的肩胛之间用力拍背 5 次；5 次拍背后，小心托住婴儿的头部和颈部，将婴儿全身翻转过来，脸朝上，继续保持婴儿的头部低于躯干，在胸部中央的胸骨下半部进行最多 5 次的快速胸部按压；然后重复上述 5 次拍背和 5 次胸部快速按压的程序，直到异物排出。对于呛咳后神志不清的孩子，应立即进行心肺复苏，每当开放气道时检查咽后部有无异物排出，若有并容易取出时，将其取出。

（陆国平　马　健）

193. 鱼刺卡喉能喝醋吞饭团吗

吃鱼时被鱼刺卡喉在日常生活中非常多见，很多家长会给孩子喝醋或吞饭团、馒头、韭菜等。这些方法都不科学，不但起不到作用，而且还很危险。喝醋并不能真正地软化鱼刺，醋在咽喉或食管停留时间很短，无法起到软化鱼刺的作用。吞饭团或馒头类食物不仅不能除掉卡住的鱼刺，反而容易使其卡得更深，甚至可能刺破咽喉、食管、胃壁，引起感染和出血。

一旦被鱼刺卡喉，家长应安抚孩子情绪，避免紧张；立即停止进食，尽量减少吞咽动作；鼓励孩子用力咳嗽，有时候细小的鱼刺会随着用力咳嗽时的气流咳出；如果鱼刺恰好卡在咽喉部比较浅的位置，可让孩子张开嘴，发"啊"的声音，或用汤匙柄将舌面下压，用手电筒照射，可以看到咽部的情况，如果看到鱼刺，可用镊子夹住，轻轻拔出；如果鱼刺很大、很硬，或卡于咽喉以下比较深的位置，应立即前往医院就诊,医生会根据部位深浅直接或借助喉镜、胃镜取出。

特别提醒

给孩子吃鱼,尽量选择没有小刺的鱼,吃鱼之前,家长要仔细检查,剔除鱼刺后再喂给孩子吃;不要将鱼和鱼汤拌饭吃,这样很容易在吃饭时将鱼刺一同吃进去;给婴儿用鱼汤烧粥和面条时,可用纱布过滤鱼汤,避免鱼刺混入。

(陆国平　马　健)

194. 宝宝患了手足口病要紧吗

手足口病是肠道病毒引起的常见传染病之一。如发热时,可以用退热药如对乙酰氨基酚或布洛芬,多喝水;可以服用清热解毒中药;口服 B 族维生素,当口腔溃疡时可给予锡类散外涂;口腔糜烂吃东西困难时,吃易消化的流质。大多数患儿在没有并发症的情况下都预后良好,家长不必"谈虎色变"。

只有极个别手足口病患儿可发生致命性并发症,如脑膜脑炎、脑脊髓炎,甚至脑干脑炎及神经源性肺水肿,威胁生命。有以下情况时需立刻就诊:患儿 3 岁以下、病程 5 天以内、持续高热超过 39 ℃,且常规退热效果不佳、精神萎靡或烦躁不安、呕吐、易惊、肢体抖动、无力、站立或坐立不稳、呼吸增快、出冷汗、肢体凉、皮肤出现花纹等。患了手足口病的儿童一定要在家隔离、休息,不能上学,以免传染其他儿童。

(张育才　戎群芳)

—— 专家简介 ——

张育才

张育才,主任医师、教授、博士生导师,上海市儿童医院重症医学科主任。

中华医学会急诊医学分会儿科学组副组长,中国医师协会儿童重症医师分会常委,上海市医学会儿科专科分会委员,《中华儿科杂志》编委等。

主要从事儿科急危重症的临床诊治工作。

195. 父母可以输血给子女吗

人们最熟知的血型为红细胞 ABO 血型。它们是根据红细胞膜上存在的抗原类型而区分的。红细胞上仅有抗原 A 为 A 型,仅有抗原 B 为 B 型,A、B 抗原同时存在为 AB 型,两种抗原均无的为 O 型。父母为 AB＋B 型,孩子就是 A、B、AB 型中的一种;父母为 A＋B 型,孩子就是 A、B、AB、O 型中的一种。因此,孩子的血型并不一定与父母完全相同。

除此之外,人体内都存在免疫系统,它能够将进入人体的细菌、病毒等去除。输血也相当于异物进入人体,除了红细胞、血小板、凝血因子之外,献血者的免疫细胞也被一并输入。正常情况下,受血者会将献血者的免疫细胞加以排斥,并将它们消灭。由于遗传因素,父母与子女有一半的组织相同,当父母输血给子女时,父母的免疫细胞不但不易被子女的免疫系统识别出来,且入侵的免疫细胞能识别子女的免疫细胞并对其发动攻击,损害子女的胃肠、肝脏、造血系统等,称为输血相关移植物抗宿主病(GVHD),虽然这种输血反应发病率很低(0.01％～0.1％),但病死率却高达 99.9％,一旦发生,几乎无法挽救,是一种致命的迟发性输血不良反应。

因此,在异体输血中,父母输血给子女并不安全。

特别提醒

若无法避免直系亲属间输血,则应使用辐照血,即经过 γ 射线照射,灭活血液制品中的有核细胞,防止 T 淋巴细胞在受血者体内增殖。

(张育才　王　斐)

196. 孩子不小心吞入了异物怎么办

婴幼儿,尤其是 3 岁以内的宝宝,好奇心强,是误服异物的"高危"人群,一些散落在宝宝身边的小物件,如纽扣、硬币、水钻、药片、玩具小零件等,都容易引起我们常说的"意外"。当宝宝不慎吞进了上述小物件,家长首先要冷静观察宝宝吞下的是什么异物、吞下多少,以及什么时候吞的。如果吞下的异物是药物,要看具体的药物成分,如果是维生素类的药片,可以适量饮用些牛奶;如果是其他的药物应立即带上药瓶去医院就诊。如果吞下的东西是光滑、无棱刺的圆形或类圆形物体,宝宝也比较安静、无哭闹、无呕吐时,异物可能较顺利地通过消化道排出。要特别强调的是"纽扣电池",它虽然外形是类圆形,但是内含腐蚀性化学物质,可能是致命的! 因此,如果误服纽扣电池这一类东西,要立即至医院急诊科就医。如果吞下的异物有棱角或是尖锐物体,由于异物可能对消化道产生"切割伤"，也必须尽快就诊。

特别提醒

最重要的是"防患于未然"。尽量让宝贝无法接触可能造成误食的物品；根据年龄选择玩具，并检查玩具的零件是否松动等；家中常备的药品或有毒、有害的液体要收藏妥当，避免宝贝接触。

（张育才　朱　燕）

197．"拉肚子"一定要"吊水"吗

"拉肚子"医学上称为小儿腹泻病，是儿童常见疾病之一。它是一组多病原、多因素引起的消化道疾病，病因不同，治疗方案也不同。小孩患急性腹泻时往往伴有呕吐、不吃或少吃、发热等，家长都希望静脉输液（俗称"吊水"），认为可以"好得快"，然而并不是如此。

儿童腹泻时，不伴随明显精神萎靡、口渴、小便减少等脱水症状时，可口服含盐的液体，比如加盐米汤或者糖盐水等来预防脱水。当出现口渴、眼泪减少、皮肤弹性变差时就需要考虑脱水，若无明显呕吐，可以用口服补液盐来纠正脱水。口服补液盐的主要成分是葡萄糖和氯化钠、氯化钾等电解质，这种治疗十分经济方便，效果很好，患儿也容易配合治疗。只有当孩子不能正常饮食、频繁呕吐、明显口渴、皮肤非常干燥时，才需要尽快通过静脉输液来纠正脱水情况。另外，腹泻病如果是细菌感染引起的，需要用抗生素治疗，病毒感染引起的不需要抗生素治疗。

另外，有一些非感染性腹泻可能是由于饮食、乳糖不耐受，或蛋白质过敏引起的，这类小儿可通过饮食调节或通过喂养不含乳糖配方奶粉、水解蛋白配方奶粉、氨基酸奶粉来缓解症状。

（张育才　陈容欣）

CHAPTER THREE

微辞典

　　此部分列举出一些儿科常用药物的功能主治、使用方法及注意事项，供广大家长参阅。

1. 抗感染药物

青霉素钠

　　主要成分：青霉素钠。

　　功能主治：用于敏感菌或敏感病原体所致的各种感染。为以下感染的首选药物：溶血性链球菌感染，如咽炎、扁桃体炎、猩红热等；肺炎链球菌感染，如肺炎、中耳炎等；梅毒（包括先天性梅毒）等。

　　给药方法：肌内注射；静脉滴注。

　　注意事项：用前需做皮试，皮试阴性者方可使用；有过敏史者忌用；应用本品需新鲜配制。过敏性休克偶见，一旦发生，必须立即抢救。严重肾功能不全者应延长给药间隔或调整剂量。不宜与红霉素、氯霉素、四环素类、磺胺类等抑菌剂合用。

阿莫西林

　　主要成分：阿莫西林。

　　功能主治：适用于敏感菌（不产 β 内酰胺酶菌株）所致的上呼吸道感染、泌尿生殖道感染、皮肤软组织感染、下呼吸道感染等。阿莫西林亦可与克拉霉素、兰索拉唑三联用药根除幽门螺杆菌，降低消化性溃疡复发率。

　　给药方法：口服给药；肌内注射；静脉滴注。

　　注意事项：用前需做皮试，皮试阴性者方可使用；有过敏史者不能使用。不良反应多见胃肠道反应及皮疹，肾功能损害时皮疹更常见。乳汁中可分泌少量阿莫西林，乳母服用后可能导致婴儿过敏。

氨苄西林钠-舒巴坦钠（优立新）

　　主要成分：氨苄西林钠-舒巴坦钠。

　　功能主治：用于由敏感菌引起的鼻窦炎、中耳炎、会厌炎、细菌性肺炎等上、下呼吸道感染；尿路感染、肾盂肾炎；腹膜炎、胆囊炎、盆腔蜂窝织炎等腹腔内感染；细菌性菌血症；皮肤、软组织、骨、关节感染；淋球菌感染。

　　给药方法：肌内注射；静脉注射；静脉滴注。

注意事项：剂量按复合制剂总量计；对青霉素过敏者禁用，用前需做青霉素钠皮试，阳性反应者禁用；肌内注射时以 0.5％利多卡因溶解可减少疼痛；肌内注射液应在配制后 1 小时内使用。舒巴坦每日剂量不能超过 4 克。静脉滴注给药时间应超过 15 分钟。

头孢克洛

主要成分：头孢克洛。

功能主治：治疗敏感菌株引起的中耳炎、下呼吸道感染、上呼吸道感染、尿道感染、皮肤和软组织感染、鼻窦炎、淋球菌性尿道炎。

给药方法：口服给药。

注意事项：对本品及其他头孢菌素类过敏者禁用；对青霉素过敏者慎用；肾功能严重不全者、有胃肠道病史者慎用。宜空腹服。1 月以下婴儿使用本品的疗效和安全性尚未确立。

头孢噻肟钠

主要成分：头孢噻肟钠。

功能主治：用于敏感细菌所致各种感染。小儿脑膜炎可选用。

给药方法：静脉注射；静脉滴注；肌内注射（适于年龄稍大的儿童）。

注意事项：婴幼儿不宜肌内注射。对头孢菌素过敏者及有青霉素过敏性休克或即刻反应史者忌用；对其他头孢菌素或头霉素、青霉素类或青霉胺过敏者慎用。

头孢曲松钠

主要成分：头孢曲松钠。

功能主治：用于敏感细菌所致的各种感染。

给药方法：肌内注射；静脉注射；静脉滴注。

注意事项：不得用于高胆红素血症新生儿和早产儿；不应用于可能发展为胆红素脑病的新生儿（尤其是早产儿）。不得与含钙溶液混合或同时使用，即使通过不同的输液线。给新生儿使用本品的 48 小时内，不得使用含钙溶液，反之亦然。

头孢哌酮钠舒巴坦钠

主要成分：头孢哌酮钠，舒巴坦钠。

功能主治：用于敏感菌所致的呼吸道感染、泌尿道感染、败血症、脑膜炎、腹膜炎、胆囊炎、胆管炎、其他腹腔内感染、皮肤软组织感染、骨骼和关节感染、盆腔炎、子宫内膜炎、淋病和其他生殖道感染。

给药方法：肌内注射;静脉注射(至少3分钟);静脉滴注(15～60分钟)。

注意事项：已知对青霉素类、舒巴坦、头孢哌酮及其他头孢菌素类抗生素过敏者禁用;对青霉素过敏者慎用;严重肝功能不全者可能需要调整剂量。对早产儿和新生儿应用前应充分权衡利弊。可能出现维生素 K 缺乏。

头孢地尼

主要成分：头孢地尼。

功能主治：用于敏感菌株所引起的下列感染：咽喉炎、扁桃体炎、急性支气管炎、肺炎;中耳炎、鼻窦炎;肾盂肾炎、膀胱炎;淋巴管炎等。

给药方法：口服;分散片：用水分散后口服或直接吞服。

注意事项：对本品有休克史者禁用;对青霉素或头孢菌素过敏者、过敏体质者及恶液质患者慎用。避免与铁制剂合用;确需合用,服本品 3 小时后再用铁剂;合用时可能出现红色粪便、红色尿。

头孢克肟

主要成分：头孢克肟。

功能主治：用于敏感菌所致的支气管炎、支气管扩张症(感染时)、肾盂肾炎、膀胱炎、淋球菌性尿道炎、胆囊炎、胆管炎、猩红热、中耳炎、副鼻窦炎。

给药方法：口服给药。

注意事项：对头孢菌素类过敏者忌用;对青霉素过敏者、中度以上肾功能不全者、新生儿慎用;有使华法林作用增强的可能性。本品对 6 个月以下儿童的安全性和有效性尚未确定。不要将牛奶、果汁等与药混合后放置。

美罗培南（美平）

主要成分：美罗培南。

功能主治：用于敏感菌所致的肺炎及院内获得性肺炎、尿路感染、腹腔内感染、妇科感染、皮肤及软组织感染、败血症、脑膜炎等。

给药方法：静脉滴注;静脉注射。静脉注射时间应大于 5 分钟,静脉滴注时间为 15～30 分钟。

注意事项：不得用于下列患者：对本药成分及其他碳青霉烯类抗生素有过

敏史的患者；使用丙戊酸钠或戊酸甘油酯的患者（会使丙戊酸的血液浓度降低，导致癫痫再发）。

阿奇霉素（希舒美）

主要成分：阿奇霉素。

功能主治：用于敏感菌所致的呼吸道、皮肤、软组织感染等。

给药方法：口服给药；静脉滴注。

注意事项：已知对阿奇霉素、红霉素、其他大环内酯类或酮内酯类药物过敏的患者禁用。可能引起心室复极化和 QT 间期延长，有发生心律失常和尖端扭转型室性心动过速的风险。

万古霉素（稳可信）

主要成分：盐酸万古霉素。

功能主治：适用于耐甲氧西林金黄色葡萄球菌（MRSA）及其他细菌所致的败血症、心内膜炎等；对难辨梭状芽胞杆菌所致的伪膜性肠炎具较好疗效。

给药方法：口服给药；经鼻给药；静脉滴注（每次 60 分钟以上）。

注意事项：对本品有过敏性休克史者禁用。监测血药浓度，静脉滴注结束 1～2 小时后浓度为 25～40（微克/毫升），谷浓度不低于 10（微克/毫升）；定期监测听力、肾功能、肝功能；避免与肾、耳毒性药物合用。

甲硝唑（灭滴灵）

主要成分：甲硝唑。

功能主治：为厌氧菌感染和抗阿米巴原虫的首选药。

给药方法：口服给药；静脉滴注（时间在 1 小时以上）；局部给药。

注意事项：活动性中枢神经系统疾病和血液病患者忌用；血液病和有过敏体质者慎用；发生神经系统反应应及时停药。本品的代谢产物可使尿液呈深红色。重复一个疗程之前应做白细胞计数。

利巴韦林（病毒唑）

主要成分：利巴韦林。

功能主治：适用于呼吸道合胞病毒引起的病毒性肺炎与支气管炎、皮肤疱疹病毒感染。气雾剂、喷剂用于病毒性上呼吸道感染，如病毒性鼻炎、咽峡炎、咽结膜热或口咽部病毒感染。

给药方法：口服给药；口腔含服；静脉滴注；吸入给药；经鼻给药；经眼给药。

注意事项：可出现腹泻等胃肠道反应；可有白细胞减少、贫血等，停药后可恢复。长期或大剂量服用对肝功能、血象有不良影响。宜尽早用药；不宜用于未经实验室确诊为呼吸道合胞病毒感染的患者。有严重贫血、肝功能异常者慎用。

甲苯咪唑（安乐士）

主要成分：甲苯咪唑。

功能主治：用于治疗蛲虫、蛔虫、鞭虫、十二指肠钩虫、粪类圆线虫和绦虫单独感染及混合感染。

给药方法：口服给药。

注意事项：少数病例特别是蛔虫感染较严重的患者服药后可引起蛔虫游走，造成腹痛或吐蛔虫，甚至引起窒息，此时应立即就医。由于缺少在 1 岁以下婴儿中应用本品的经验，只有当婴儿因严重肠虫感染而影响营养状态和生长发育时，方可使用本品治疗。

2. 呼吸系统药物

复方甘草口服溶液

主要成分：甘草流浸膏，复方樟脑酊，甘油，愈创木酚甘油醚。

功能主治：具有镇咳、祛痰作用，用于上呼吸道感染，支气管炎和感冒时所产生的咳嗽及咯痰不爽。

给药方法：口服给药，服时振摇。

注意事项：慢性阻塞性肺疾病合并呼吸功能不全者、胃炎和溃疡患者慎用。服用本品时注意避免同用强力镇咳药。运动员慎用。本品服用 1 周，症状未缓解，请咨询医师。

氨溴索（沐舒坦）

主要成分：氨溴索。

功能主治：用于伴有痰液分泌异常及排痰功能不良的急、慢性支气管肺疾病的祛痰治疗，尤其是慢性支气管炎急性发作、喘息性支气管炎和支气管哮喘等。

给药方法：口服给药；静脉注射；静脉滴注。

注意事项：有轻微胃肠不良反应及过敏反应；可与其他药物并用，尤其可与皮质类固醇、支气管扩张剂及抗生素并用，但应避免与中枢性镇咳药同时使用，以免稀化的痰液堵塞气道。

氨溴特罗口服溶液（易坦静）

主要成分：盐酸氨溴索和盐酸克仑特罗。

功能主治：用于急、慢性呼吸道疾病（如急、慢性支气管炎，支气管哮喘，肺气肿等）引起的咳嗽、痰液黏稠、排痰困难、喘息等。

给药方法：口服给药。

注意事项：肥厚型心肌病患者、对本品过敏者忌用；甲亢、高血压、心脏疾病（心功能不全、心律不齐等）、糖尿病、重度肾功能不全者、运动员慎用；注意血钾水平。

羧甲司坦口服溶液

主要成分：羧甲司坦。

功能主治：本品为黏液稀化药，用于治疗慢性支气管炎、支气管哮喘等疾病引起的痰液黏稠、咯痰困难的患者。

给药方法：口服给药。

注意事项：有消化道溃疡病史者慎用。避免与中枢性镇咳药同时使用，以免稀化的痰液堵塞气道。2 岁以下儿童的使用经验有限，应慎用。用药 7 日后，如症状未缓解，应立即就医。

小儿伪麻美芬滴剂（艾畅）

主要成分：盐酸伪麻黄碱、氢溴酸右美沙芬。

功能主治：用于婴幼儿感冒、枯草热或其他上呼吸道过敏引起的鼻塞、流涕和咳嗽等症状的对症治疗。

给药方法：口服给药，4～6 小时可重复给药，24 小时内用药不得超过 4 次。

注意事项：如症状在 5 天内无改善或伴发热、皮疹或头痛应请医师诊治。有高血压、糖尿病、精神抑郁症、心脏病、甲亢、青光眼、哮喘的患者以及对麻黄碱药理作用敏感者不宜服用本品。本品仅供口服，不可用于滴鼻。运动员慎用。

复方福尔可定口服溶液（澳特斯）

主要成分：福尔可定，盐酸曲普利啶，盐酸伪麻黄碱，愈创木酚甘油醚。

功能主治：用于伤风、流感及支气管刺激所引起的咳嗽、痰多咳嗽、干咳、敏感性咳嗽、流涕、鼻塞和咽喉痛。

给药方法：口服给药。

注意事项：对本品有耐受性的患者禁用；有严重高血压、冠心病或正服用单胺氧化酶抑制剂的患者禁用本品；严重肝肾功能损害者需调整剂量；运动员慎用。

硫酸沙丁胺醇

主要成分：硫酸沙丁胺醇。

功能主治：适用于支气管哮喘、哮喘性支气管炎与肺气肿患者的支气管痉挛。口服吸收良好，10～30 分钟起效，持续 4～5 小时；气雾剂 1～5 分钟起效，1 小时达到高峰，持续 4～6 小时。

给药方法：口服给药；口腔吸入；肌内注射；静脉注射；静脉滴注。

注意事项：高血压、心功能不全、糖尿病和甲亢者慎用；不宜与非选择性的 β 受体阻滞剂同用；长期使用可形成耐药性，不仅疗效降低，且有加重哮喘的危险。肾上腺素受体兴奋剂敏感者慎用，使用时从小剂量开始。

盐酸丙卡特罗（美普清）

主要成分：盐酸丙卡特罗。

功能主治：缓解下述疾病的呼吸道阻塞性障碍引起的呼吸困难等症状：支气管哮喘、慢性支气管炎、急性支气管炎、喘息性支气管炎。

给药方法：口服给药。

注意事项：甲亢、高血压、心脏病、糖尿病、新生儿和婴儿慎用；按给药方法正确使用未见疗效时，可认为本剂不适用，要中止给药。由于本剂抑制过敏原引起的皮肤反应，所以在进行皮试前 12 小时最好中止给药。

孟鲁司特钠（顺尔宁）

主要成分：孟鲁司特钠。

功能主治：用于支气管哮喘的预防和长期治疗，并可用于降低激素依赖哮喘患者的糖皮质激素用量。

给药方法：口服给药，睡前服用。

注意事项：不应用于治疗急性哮喘发作；2 岁以下患儿的安全性和有效性尚未研究；一般不单独用于哮喘发作的治疗。虽然在医师的指导下可逐渐减少合并使用的吸入糖皮质激素剂量，但不应用本品突然取代吸入或口服糖皮质激素。

丙酸氟替卡松（辅舒酮）

主要成分：丙酸氟替卡松。

功能主治：用于中度及中度以上支气管哮喘发作的预防和控制，以及其他慢性阻塞性肺病等。

给药方法：经口吸入；经鼻给药；外用。

注意事项：吸入治疗 4～7 天后显效，吸入药物后立即漱口；应在接触过敏原之前使用本品，以防止过敏性鼻炎症状的发生。必须规律地用药才能获得最大疗效，最佳疗效会在连续治疗的 3～4 天后才能达到。如需长期使用应规律地监测身高。

沙美特罗卡松（舒利迭）

主要成分：沙美特罗、丙酸氟替卡松。

功能主治：用于可逆性阻塞性气道疾病的常规治疗。

给药方法：经口吸入（勿经鼻吸入），需每日使用（即使无症状时），不可突然中断。

注意事项：避免使用选择性及非选择性 β 受体阻滞剂；运动员慎用。为避免哮喘急性加重的风险，不可突然中断使用本品治疗。应在医生监测下进行减量治疗。建议长期接受吸入性皮质激素治疗的儿童定期监测身高。

3. 消化系统药物

双歧三联杆菌（培菲康）

主要成分：双歧杆菌、嗜乳酸杆菌和肠球菌活菌。

功能主治：用于肠道菌群失调引起的腹泻和腹胀，也可用于治疗轻、中度急性腹泻及慢性腹泻。

给药方法：口服给药，用温水冲服。

注意事项：冷藏保存；避免与抗菌药物同服；溶解时水温不宜超过 40 ℃，可牛奶冲服。

酪酸梭菌活菌（米雅）

主要成分：酪酸梭菌活菌。

功能主治：治疗和改善因各种原因引起的肠道菌群紊乱所致的消化症状。

给药方法：口服给药。

注意事项：本品为活菌制剂,切勿将本品置于高温处,溶解时水温不得高于40 ℃。

布拉氏酵母菌（亿活）

主要成分：冻干布拉氏酵母菌。

功能主治：用于治疗成人和儿童腹泻,及肠道菌群失调所引起的腹泻症状。

给药方法：口服给药,将小袋中的内容物倒入少量温水或甜味饮料中,混合均匀后服下。也可以与食物混合或者倒入婴儿奶瓶中服用。

注意事项：本品含活细胞,请勿与超过 50 ℃的热水或冰冻的、含酒精的饮料及食物同服。不可与口服抗真菌药物同时使用。对果糖不耐受的患者,先天性半乳糖血症患者,葡萄糖、半乳糖吸收障碍综合征或乳糖酶缺乏的患者禁用。

奥美拉唑镁肠溶片（洛赛克）

主要成分：奥美拉唑镁。

功能主治：治疗十二指肠溃疡、胃溃疡和反流性食管炎;与抗生素联合用药,根除治疗幽门螺杆菌;静脉注射可用于消化性溃疡急性出血、急性胃黏膜病变出血的治疗。

给药方法：口服给药,清晨顿服;静脉滴注。

注意事项：口服：必须整片吞服,至少用半杯液体送服。药片不可咀嚼或压碎,可将其分散于水或微酸液体中(如果汁),分散液必须在 30 分钟内服用。使用前需排除癌症可能;不宜再服用其他抗酸药;对胃肠道的蠕动紊乱无效;用药超过 3 年者监测血清维生素 B_{12} 水平。

多潘立酮（吗丁啉）

主要成分：多潘立酮。

功能主治：因胃排空延缓、反流性食管炎引起的消化不良;功能性、器质性、感染性、饮食性、放射性治疗或化疗所引起的恶心、呕吐。

给药方法：口服给药,饭前 15～30 分钟服。

注意事项：1 岁以下小儿慎用,注意锥体外系反应。嗜铬细胞瘤、机械性肠梗阻、胃肠出血等疾病患者禁用。中、重度肝功能不全的患者禁用。

枸橼酸铋钾（丽珠得乐）

主要成分：枸橼酸铋钾。

功能主治：治疗胃及十二指肠溃疡，慢性浅表性胃炎、慢性萎缩性胃炎及西咪替丁治疗无效的患者；与抗生素联用，根除幽门螺旋杆菌。

给药方法：口服给药，每日 4 次，每次 0.3 克，前 3 次于三餐饭前半小时，第 4 次于睡前用温水送服，忌用含碳酸饮料或啤酒送服。

注意事项：服药前、后半小时不要喝牛奶或服用抗酸剂和其他碱性药物。疗程 4～8 周，然后停用含铋药物 4～8 周，如有必要，可再继续服用 4～8 周。服药期间口内可能带有氨味，并可使舌苔及大便呈灰黑色，停药后即自行消失；偶见恶心、便秘。

蒙脱石散（思密达）

主要成分：蒙脱石散。

功能主治：用于急慢性腹泻，尤其对小儿秋季腹泻有较好作用。

给药方法：口服给药，急性腹泻时，首剂加倍。

注意事项：饭前服用；食道炎饭后服用；与其他药物间隔 1 小时服用。偶有便秘。治疗急性腹泻时，应注意纠正脱水，儿童急性腹泻服用该药品 1 天后、慢性腹泻服用 2～3 天后症状未改善，请咨询医师或药师。

消旋卡多曲

主要成分：消旋卡多曲。

功能主治：作为口服补液或静脉补液的辅助治疗，用于 1 月以上婴儿和儿童的急性腹泻。

给药方法：口服给药。

注意事项：肝肾功能不全、不能摄入果糖、对葡萄糖或半乳糖吸收不良者，缺少蔗糖酶、麦芽糖酶的患者及对消旋卡多曲过敏者忌用。与细胞色素 P450－3A4 抑制剂(如红霉素、酮康唑)同用可能增加毒性。本品可与食物、水或母乳同服，请注意溶解混合均匀。

乳果糖

主要成分：乳果糖。

功能主治：慢性或习惯性便秘：调节结肠的生理节律。肝性脑病：用于治疗和预防肝昏迷或昏迷前状态。

给药方法：口服给药。

注意事项：有半乳糖血症、肠梗阻、急腹痛的患者忌用；本品不能与其他导泻剂同时使用；对乳果糖及其组分过敏者忌用。若剂量过高，可能出现腹痛或腹泻，停药即可。

4. 抗过敏反应药物

茶苯海明（乘晕宁，晕海宁）

主要成分：茶苯海明。

功能主治：主要作用于晕动病、晕船、晕车。口服吸收完全，15～60 分钟起效，持续 3～6 小时。

给药方法：口服给药，乘车、船前 30 分钟服用。

注意事项：可与食物、果汁或牛奶同服，服药期间不得饮酒或含有酒精的饮料。新生儿及早产儿禁用。

氯雷他定（开瑞坦）

主要成分：氯雷他定。

功能主治：用于急慢性荨麻疹、过敏性鼻炎及其他过敏症状。

给药方法：口服给药。

注意事项：有心律失常病史者慎用；在做皮试前 48 小时应停止使用本品。少见乏力、镇静、头痛和口干的发生，2 岁以下儿童慎用。

盐酸西替利嗪（仙特明）

主要成分：盐酸西替利嗪。

功能主治：季节性或常年性过敏性鼻炎；由过敏引起的荨麻疹及皮肤瘙痒。

给药方法：口服给药；1～2 岁建议使用滴剂。

注意事项：偶见轻微嗜睡、口干、眩晕、头痛及消化功能紊乱。肾功能低下者宜减量，大剂量应用可引起心律失常，避免与镇静药合用或饮酒。

5. 解热镇痛抗炎药

对乙酰氨基酚

主要成分：对乙酰氨基酚。

功能主治：治疗和减轻儿童普通感冒或流行性感冒引起的发热，也用于缓解轻、中度疼痛，如用于偏头痛、牙痛、头痛、神经痛、肌肉痛和关节痛。

给药方法：口服给药；直肠给药；若持续高热或疼痛，每6～8小时重复用药1次，24小时内不超过4次。

注意事项：栓剂使用前可先放置于冰箱内，待硬化后使用；应用巴比妥类或解痉药的患者，长期应用本品时，有发生肝脏毒性反应的危险，肝肾功能不全者慎用；与阿司匹林或其他解热镇痛药合用时，有明显增加肾毒性的危险。

布洛芬混悬液（美林）

主要成分：布洛芬。

功能主治：用于儿童普通感冒或流感引起的发热、头痛，也用于缓解儿童轻至中度疼痛，如头痛、关节痛、神经痛、偏头痛、牙痛、肌肉痛、神经痛。

给药方法：口服给药；需要时每6～8小时可重复使用，每24小时不超过4次。

注意事项：6个月以下婴幼儿应遵医嘱。服用剂量不应超过推荐剂量，否则可能引起头痛、呕吐、倦怠、低血压及皮疹等。过量服用应立即请医生诊治。有消化道溃疡病史、肾功能不全、心功能不全及高血压患儿慎用。

阿司匹林

主要成分：阿司匹林。

功能主治：为风湿热及川崎病的首选药，可迅速缓解急性发热及关节疼痛。

给药方法：口服给药；直肠给药；外用。泡腾片：放入温开水中溶解后服用。用后宜将剩余药品放回袋内，折封保存。

注意事项：小儿患者，尤其有发热及脱水者，易出现毒性反应。急性发热性疾病，尤其是流感及水痘患儿忌用本品，否则可能发生瑞氏综合征（Reye's Syndrome）；3个月以下婴儿慎用。有活动性消化道溃疡/出血者禁用。

酚麻美敏（泰诺）

主要成分：对乙酰氨基酚，盐酸伪麻黄碱，氢溴酸右美沙芬，马来酸氯苯那敏。

功能主治：本品用于小儿，可减轻普通感冒或流行性感冒引起的发热、头痛、四肢酸痛、喷嚏、流鼻涕、鼻塞、咳嗽和咽痛等症状。

给药方法：口服给药。

注意事项：对本品任一成分过敏者忌用；不能同时服用含有与本品成分相似的其他抗感冒药；服用降压药或 2 周内服用过单胺氧化酶抑制剂者，请勿服用本品。可能引起兴奋，特别是对儿童。

6. 维生素类药物

维生素 D

主要成分：维生素 D。

功能主治：用于预防和治疗维生素 D 缺乏症，如佝偻病等。

给药方法：口服给药，肌内注射。

注意事项：维生素 D 增多症、高钙血症、高磷血症伴肾性佝偻病患者禁用。苯巴比妥等可减弱维生素 D 的作用。硫糖铝、氢氧化铝可减少维生素 D 的吸收。正在使用洋地黄类药物的患者，应慎用本品。

儿童维 D 钙咀嚼片

主要成分：维生素 D_3 100 单位(2.5 微克)，碳酸钙。

功能主治：儿童钙补充。

给药方法：口服给药，咀嚼后咽下。

注意事项：心肾功能不全者慎用。如服用过量或出现严重不良反应，应立即就医。对本品过敏者禁用，过敏体质者慎用。

维生素 AD 软胶囊

主要成分：维生素 A、维生素 D。

功能主治：用于预防和治疗维生素 A 及 D 的缺乏症。如佝偻病、夜盲症及小儿手足抽搐症。

给药方法：口服给药，将软胶囊滴嘴开口后，内容物滴入婴儿口中（建议将滴嘴在开水中浸泡 30 秒，使胶皮烊化）、也可直接嚼服软胶囊。

注意事项：必须按推荐剂量服用，不可超量服用。婴儿对维生素 D 的敏感性个体差异大，有些婴儿对小剂量维生素 D 很敏感。如服用过量或出现严重不良反应，应立即就医。

葡萄糖酸钙锌（锌钙特）

主要成分：葡萄糖酸锌、葡萄糖酸钙、盐酸赖氨酸

功能主治：补钙、补锌。用于治疗缺钙及缺锌性疾病。

给药方法：口服给药。

注意事项：血钙、血锌过高及甲状腺功能亢进者忌用。

维生素 C

主要成分：维生素 C。

功能主治：预防和治疗坏血病以及各种急慢性传染疾病或其他疾病，增强机体抵抗力；病后恢复期，创伤愈合期及过敏性疾病的辅助治疗。

给药方法：口服给药；肌内注射；静脉注射；静脉滴注；局部给药。

注意事项：不宜与碱性药物（氨茶碱、碳酸氢钠）配伍，不与维生素 K_3 配伍；过量服用可引起不良反应，每日 1～4 克时引起腹泻、皮疹、尿路结石，超过 5 克时导致淤血；大量服用突然停药，可出现坏血病症状；可破坏食物中维生素 B_1、维生素 B_2。

7. 中枢神经系统药物

盐酸哌甲酯

主要成分：盐酸哌甲酯。

功能主治：治疗注意缺陷多动障碍、发作性睡病，消除催眠药引起的嗜睡和镇静剂过量。

给药方法：口服给药。

注意事项：高血压、癫痫及有惊厥史者，升压药及单胺氧化酶抑制剂等应用者慎用；本品禁用于有明显焦虑、紧张和激越症状的患者；并非所有患注意缺陷多动障碍的患者均适用本品治疗；运动员慎用。

盐酸托莫西汀

主要成分：盐酸托莫西汀。

功能主治：用于治疗 6 岁以上儿童和青少年的注意缺陷多动障碍。

给药方法：口服给药。

注意事项：停止治疗时，不需逐渐减量。可与食物同服或分开服用。治疗过程中必须对患儿的生长发育进行监测。禁用于严重心血管疾病、嗜铬细胞瘤、狭角型青光眼患儿。

苯巴比妥（鲁米那）

主要成分：苯巴比妥。

功能主治：小剂量时产生镇静作用，中剂量催眠，大剂量产生麻醉、抗惊厥作用。是治疗癫痫持续状态的重要药物，还可用于麻醉前给药。

给药方法：口服给药；肌内注射；静脉注射。

注意事项：长期服用可产生耐受性和成瘾性；长期用于癫痫，不可突然停药；血药浓度高于 50 微克/毫升有生命危险；新生儿服用本品可能发生低凝血酶原血症及出血，可给予维生素 K 防治；长期用药可能影响儿童认知功能及出现行为障碍。

咪达唑仑（咪唑安定）

主要成分：咪达唑仑。

功能主治：用于麻醉前给药、全麻醉诱导和维持、椎管内麻醉及局部麻醉时辅助用药、诊断或治疗操作时患者镇静、ICU（重症监护病房）患者镇静。亦可用于抗惊厥及癫痫持续状态。

给药方法：口服给药；肌内注射；静脉给药；静脉注射。

注意事项：器质性脑损伤、严重呼吸功能不全或一般情况差的患者慎用；长期大量用药可成瘾，突然撤药可引起戒断综合征；重症肌无力、精神分裂症、严重抑郁状态以及对苯二氮䓬过敏者禁用。

10%水合氯醛

主要成分：水合氯醛。

功能主治：本品为镇静安眠药。用于睡眠、惊厥、癫痫等治疗，多用于检查前镇静睡眠。

给药方法：口服给药；直肠给药。

注意事项：肝肾心功能严重障碍者禁用，间歇性血卟啉病患者禁用，胃炎及溃疡病患者不宜口服；敏感性个体差异较大，剂量应注意个体化。

8. 血液系统药物

叶酸

主要成分：叶酸。

功能主治：各种原因引起的叶酸缺乏及叶酸缺乏所致的巨幼红细胞性贫血。小剂量也用于预防因叶酸缺乏引起的新生儿神经管缺陷。

给药方法：口服给药；肌内注射。

注意事项：少数患者长期服用可出现厌食、恶心、腹胀等胃肠道症状；偶见过敏反应。恶性贫血及疑有维生素 B_{12} 缺乏的患者不宜单独使用叶酸。大量服用叶酸时，可使尿液呈黄色。

琥珀酸亚铁

主要成分：琥珀酸亚铁。

功能主治：用于缺铁性贫血的治疗及预防。

给药方法：口服给药。

注意事项：二价铁较三价铁易于吸收。宜饭后或饭时服，减轻胃部刺激。对酒精中毒、肝炎、急性感染、肠道炎症、胰腺炎、胃与十二溃疡病、溃疡性肠炎慎用。不宜与浓茶同服。

右旋糖酐铁

主要成分：右旋糖酐铁。

功能主治：用于明确原因的慢性失血、营养不良、儿童发育期等引起的缺铁性贫血。

给药方法：口服给药；静脉给药；肌内注射。

注意事项：对铁剂过敏者、十二指肠溃疡、溃疡性结肠炎及严重肝肾功能障碍者禁用；酒精中毒、急性感染、肠道炎症、胰腺炎慎用；不与浓茶、磷酸盐类、四环素类及鞣酸等同服；可减少左旋多巴、卡比多巴、甲基多巴及喹诺酮类药物吸收。